DE LA VIE

ET

DE L'INTELLIGENCE

PARIS. — IMPRIMERIE DE J. CLAYE
RUE SAINT-BENOÎT, 7.

DE LA VIE

ET

DE L'INTELLIGENCE

PAR

P. FLOURENS

MEMBRE DE L'ACADÉMIE FRANÇAISE ET SECRÉTAIRE
PERPÉTUEL DE L'ACADÉMIE DES SCIENCES (INSTITUT DE FRANCE);
MEMBRE DES SOCIÉTÉS ET ACADÉMIES ROYALES DES SCIENCES DE LONDRES,
ÉDIMBOURG, MUNICH, SAINT-PÉTERSBOURG, PRAGUE, STOCKHOLM,
TURIN, MADRID, BRUXELLES, ETC.
PROFESSEUR AU MUSÉUM D'HISTOIRE NATURELLE
ET AU COLLÉGE DE FRANCE.

DEUXIÈME ÉDITION
Revue et augmentée

PARIS

GARNIER FRÈRES, LIBRAIRES-ÉDITEURS

6, RUE DES SAINTS-PÈRES, ET PALAIS-ROYAL, 215

M DCCC LVIII

AVERTISSEMENT

DE CETTE SECONDE ÉDITION

Il y a quelques mois à peine que ce livre a paru.

L'empressement du public m'est une douce compensation de trente années de travaux et de méditations.

J'ai peu ajouté, mais j'ai tout revu. J'ai tâché de rendre l'ouvrage entier plus digne des lecteurs qui pensent, et ne lisent un livre qu'autant qu'il les fait penser.

AVERTISSEMENT

DE LA PREMIÈRE ÉDITION.

La vie et l'intelligence : quels phénomènes !

Depuis un siècle, toutes nos physiologies ne sont que des répétitions de celle d'Haller.

Il est temps de se faire de la vie des idées nouvelles, et de l'intelligence, ou du moins des limites qui séparent l'intelligence de la vie, des idées plus nettes.

Je donne ici le résumé philosophique de deux de mes plus essentiels travaux : mes expériences sur le *système nerveux* et mes expériences sur la *formation des os.*

Dans mes expériences sur le *système nerveux*, le point capital est la séparation de la VIE et de l'INTELLIGENCE, et de toutes les *propriétés vitales* d'avec toutes les *propriétés intellectuelles*.

Et, pour la première fois, cette séparation, cette analyse est certaine, car cette analyse est tout expérimentale.

Je sépare les *propriétés* par les *organes*.

J'appelle propriété distincte toute propriété qui réside dans un organe distinct.

Je dis l'INTELLIGENCE distincte de la VIE, parce que l'intelligence réside dans un organe où ne réside pas la vie [1], et réciproquement la vie dans un organe où ne réside pas l'intelligence, parce que je puis ôter l'organe de l'intelligence, et l'intelligence par conséquent, sans toucher à la vie, sans ôter la vie, en laissant la vie tout entière.

---

1. J'entends le *principe de la vie*.

Dans mes expériences sur la *formation des os*, je me suis donné ce grand problème, pour la première fois posé en physiologie : le rapport des *forces* et de la *matière* dans les corps vivants.

Ce n'est pas la *matière* qui vit : une *force* vit dans la *matière*, et la meut et l'agite et la renouvelle sans cesse :

Mens agitat molem et magno se corpore miscet [1].

Le grand secret de la VIE est la permanence des *forces* et la mutation continuelle de la *matière*.

Je livre cet ensemble de choses, originales et neuves, aux physiologistes et aux philosophes : ils y trouveront, les uns et les autres, ce qui leur manque : le physiologiste des vues, et le philosophe des faits.

[1]. Virgile.

Un esprit vit en nous et meut tous nos ressorts

LA FONTAÎNE.

DE LA VIE

ET

DE L'INTELLIGENCE

PREMIÈRE PARTIE

SECTION I

DE LA VIE

DE LA VIE

CHAPITRE PREMIER

DES FORCES DE LA VIE.

Il y a, dans la vie, des forces qui en gouvernent la matière, des forces qui en maintiennent la forme, et des forces qui mettent l'être vivant en rapport avec le monde extérieur, et l'homme avec DIEU.

J'appelle proprement VIE les deux premiers ordres de ces forces, et j'appelle le troisième ordre : INTELLIGENCE.

CHAPITRE II

Il y a, dans la vie, des forces qui gouvernent la matière.

Lorsque j'étudie le développement d'un os [1], je vois successivement toutes les parties, toutes les molécules de cet os être déposées, et successivement toutes être résorbées ; aucune ne reste ; toutes s'écoulent, toutes changent ; et le mécanisme secret, le mécanisme intime de la formation des os est la *mutation continuelle de leur matière*.

J'ai démontré ce grand fait par trois ordres d'expériences.

I. — Premier ordre d'expériences.

Dans le premier ordre de mes expériences, je soumets un animal à une nourriture mêlée de *garance*. La *garance* a la singulière propriété de teindre les os en rouge [2].

1. Voyez mon livre intitulé : *Théorie expérimentale de la formation des os*. Paris 1847.
2. Voyez mon livre déjà cité.

Au bout de quelques jours de ce régime, tous les os de l'animal sont rouges, et du plus beau rouge ; mais ils ne sont rouges que dans leurs couches extérieures ; leurs couches intérieures sont restées blanches. Les couches intérieures, *anciennes*, déjà *formées*, restent blanches : il n'y a de teint en rouge que les parties de l'os qui se forment pendant l'usage de la *garance*.

Si je scie donc en travers un os long[1], sur un animal[2], soumis successivement à la nourriture ordinaire pendant un mois et au régime de la *garance*[3] pendant un autre mois, je trouve cet os composé de deux espèces de couches, de deux cercles, un intérieur *blanc*, et un extérieur *rouge*.

Le cercle intérieur, le cercle *blanc* est le cercle qui s'était formé pendant l'usage de la nourriture ordinaire ; le cercle extérieur, le cercle *rouge* est le cercle qui s'est formé pendant l'usage de la nourriture mêlée de *garance*.

J'ai donc ainsi un moyen commode, un moyen sûr, de distinguer, dans l'os, les parties anciennes

---

1. Un *fémur*, un *humérus*, un *tibia*, par exemple.
2. Sur un *jeune porc*.
3. J'appelle *régime de la garance* la nourriture ordinaire mêlée de *garance*. Voyez mon livre déjà cité.

des parties nouvelles, et de pouvoir suivre, sans m'y tromper, de pouvoir suivre à l'œil ce qui arrive à chacune d'elles.

Or, voici ce que je vois et ce qui arrive.

Si je soumets un jeune animal à la nourriture ordinaire pendant un mois, puis au régime de la *garance* pendant un mois, puis, de nouveau, à la nourriture ordinaire pendant un mois, et puis enfin à un nouveau régime de *garance* pendant encore un mois, je trouve, à un moment donné, chacun de ses os longs composé de quatre cercles : le premier, ou le plus intérieur, *blanc;* le second, placé sur le blanc, *rouge;* le troisième, placé sur le rouge, *blanc;* et le quatrième, placé sur ce blanc, *rouge.*

La couleur des cercles superposés me donne, avec précision, la date de chaque régime, et je vois toujours le cercle nouveau, c'est-à-dire le cercle formé pendant le dernier régime, placé sur le cercle ancien, c'est-à-dire sur le cercle formé pendant le régime précédent : l'os s'accroît donc en *grosseur* de dedans en dehors, ou par *couches*, par *cercles superposés.*

Mais poursuivons. Je trouve *à un moment donné :* un cercle *blanc*, tout à fait intérieur, et, sur ce cercle blanc, un cercle *rouge*, et, sur ce cercle rouge, un cercle *blanc*, et, sur ce cercle blanc, un cercle *rouge*.

Je trouve cela, à un *moment donné*; un moment après, c'est toute autre chose; le cercle *blanc* intérieur a disparu; et le cercle intérieur actuel est *rouge*: qu'est devenu le cercle intérieur primitif, le cercle *blanc*, le cercle ancien? Il a été résorbé.

Je continue mon expérience. Bientôt le cercle intérieur est, de nouveau, *blanc*; puis il est, de nouveau, *rouge*; puis il est, de nouveau, *blanc*, et alors tout ce qu'il y a d'os est *blanc*. Les quatre premiers cercles, alternativement *blancs* et *rouges*, ont donc été successivement résorbés, et tout ce qu'il y a d'os actuel, tout l'os actuel s'est formé depuis le dernier régime de la *garance*.

Toute la *matière de l'os* a donc changé pendant mon expérience, c'est-à-dire pendant le *développement de l'os*.

Voilà pour le développement *en grosseur*.

Le développement *en longueur* me donne les mêmes faits, et peut-être de plus surprenants encore. Les extrémités de l'os, ce qu'on appelle ses *têtes*, changent continuellement pendant qu'il s'accroît. En effet, ces *têtes*, successivement *rouges* ou *blanches*, selon que je donne ou supprime le régime de la *garance*, font successivement place l'une à l'autre, sont successivement résorbées et reproduites : soit donc que je considère l'os en *longueur*, soit que je le considère en *grosseur*, toutes ses couches changent ; celle qui est à présent, n'était pas tout à l'heure, et bientôt elle ne sera plus ; il y a *mutation continuelle de la matière* [1], et cette *mutation continuelle* est tout le secret, tout le mécanisme, le mécanisme intime et profond de la formation et du développement des os.

II. — Second ordre d'expériences.

J'ai entouré l'os d'un jeune pigeon d'un anneau de fil de platine.

Peu à peu, l'anneau s'est recouvert de couches d'os, successivement formées ; bientôt l'anneau n'a plus été à *l'extérieur*, mais au *milieu* de l'os ; enfin, il s'est trouvé à *l'intérieur* de l'os, dans le *canal médullaire*.

Comment cela s'est-il fait ?

Comment l'anneau, qui, d'abord, recouvrait l'os, est-il, à présent, recouvert par l'os ? comment l'anneau, qui, au commencement de l'expérience, était

1. Nostra quoque ipsorum semper, requieque sine ullà,
  Corpora vertuntur ; nec quod fuimusve sumusve
  Cras erimus.
OVIDE (Métamorphoses, liv. xv)

à l'*extérieur* de l'os, est-il, à la fin de l'expérience, dans l'*intérieur* de l'os?

C'est que, tandis que, d'un côté, du côté externe, l'os acquérait les couches nouvelles qui ont recouvert l'anneau, il perdait, de l'autre côté, du côté interne, ses couches anciennes, qui étaient résorbées[1].

En un mot, tout ce qui était os, tout ce que recouvrait l'anneau quand j'ai placé l'anneau, a été résorbé; et tout ce qui est actuellement os, tout ce qui recouvre actuellement l'anneau, s'est formé depuis: toute la matière de l'os a donc changé pendant mon expérience.

III. — Troisième ordre d'expériences.

J'ai placé une petite lame de platine sous le périoste d'un os long.

Peu à peu, cette lame de platine a été recouverte de couches osseuses, comme l'avait été l'anneau.

Elle était d'abord à l'extérieur de l'os; elle s'est trouvée ensuite au milieu; elle s'est trouvée, à la

---

1. Et c'est par cette résorption continue des *couches internes* de l'os que se fait tout l'agrandissement successif du *canal médullaire*.

fin, dans l'intérieur de l'os, dans le *canal médullaire*.

Le prodige de l'anneau, d'abord *extérieur* et puis *intérieur*, s'est renouvelé.

L'os, qui primitivement était *sous* la lame, est maintenant *sur* la lame; ou, plus exactement, plus nettement, tout un *os ancien* a disparu, et il s'est formé tout un *os nouveau*. L'os qui existe aujourd'hui n'est pas celui qui existait quand on a mis la lame, il s'est formé depuis; et l'os qui existait alors n'est plus, il a été *résorbé*.

Tout l'os, toute la matière de l'os change donc pendant qu'il s'accroît; il y a, dans tout os qui se développe, deux faces à phénomènes inverses et opposés, et si je puis ainsi dire, un *endroit* et un *envers :* un *endroit* par lequel il reçoit sans cesse des molécules nouvelles, et un *envers* par lequel il perd sans cesse les molécules anciennes; ou plutôt, et à plus rigoureusement parler, un os qui se développe n'est pas un seul os, c'est une suite d'os qui se remplacent et se succèdent : toute la matière, tout l'organe matériel, tout l'*être* paraît et disparaît, se fait et se défait, et une seule chose reste, c'est-à-dire celle qui fait et défait, celle qui produit et détruit, c'est-à-dire la *force* qui vit au milieu de la *matière* et qui la gouverne.

CHAPITRE III

De même qu'il y a des forces qui *gouvernent* la matière et qui la font *s'écouler* et *se renouveler* sans cesse, il y en a d'autres, qui, au milieu de ce renouvellement continuel de la *matière,* maintiennent continuellement la *forme.* .

« Ce qu'il y a, dit admirablement Buffon, de
« plus constant, de plus inaltérable dans la na-
« ture, c'est l'empreinte ou le moule de chaque
« espèce, tant dans les animaux que dans les végé-
« taux ; ce qu'il y a de plus variable et de plus cor-
« ruptible, c'est la substance qui les compose [1]. »

M. Cuvier semble s'être plu à développer cette belle idée : « Dans les corps vivants, dit-il, aucune
« molécule ne reste en place ; toutes entrent et sor-
« tent successivement : la vie est un tourbillon con-
« tinuel, dont la direction, toute compliquée qu'elle
« est, demeure constante, ainsi que l'espèce des mo-
« lécules qui y sont entraînées, mais non les mo-
« lécules individuelles elles-mêmes ; au contraire,

1. Tome II, p. 521 de l'édition que j'ai annotée.

« la matière actuelle du corps vivant n'y sera bien-
« tôt plus, et cependant elle est *dépositaire* de la
« force qui contraindra la matière future à marcher
« dans le même sens qu'elle. Ainsi la forme de ces
« corps leur est plus essentielle que leur matière,
« puisque celle-ci change sans cesse, tandis que
« l'autre se conserve [1]. »

Je remarque cette belle expression : la matière
dépositaire de la force ; et j'y reviendrai bientôt.

On connaît les expériences de Bonnet et de Spallanzani sur la reproduction des pattes de la salamandre.

J'ai souvent répété ces expériences, et cela, sous
ce point de vue surtout qui est admirable, la REPRO-
DUCTION de la *forme* des parties anciennes par la
forme des parties nouvelles.

Je coupe la patte d'une salamandre ; et cette patte
se reproduit.

Cependant ce n'est pas une chose simple que la
patte d'une salamandre. Cette patte se compose
d'un *carpe*, composé lui-même de sept os, d'un
métacarpe composé de quatre os, de quatre *doigts*
composés, chacun, de deux et même de trois

____

1. *Rapport historique sur les progrès des sciences naturelles,*
p. 200.

phalanges, en tout vingt os [1]; et si je coupe le membre entier, c'est trois os, et trois grands os de plus, qu'il faut ajouter, un pour le bras, et deux pour l'avant-bras. Eh bien, chacun de ces os, de ces vingt-trois os, a sa *forme* propre; l'un est rond, l'autre long; celui-ci a une *tête*, une *face articulaire*, des *saillies*, des *trous*, etc., d'une façon, et celui-là a tout cela d'une autre; et la *force* qui les reproduit ne s'y trompe pas; elle reproduit le *radius* avec sa forme de *radius*, le *fémur* avec sa forme de *fémur*, chaque os du *carpe* avec sa forme particulière, etc., etc.; et il en est de même de la *peau*, des *muscles*, des *vaisseaux*, des *nerfs*, etc.; car toutes ces parties se reproduisent, et chacune avec sa forme première de *peau*, de *nerf*, de *muscle*, de chaque *nerf*, de chaque *muscle*, etc., etc.

Trembley coupe un *polype* par morceaux, et chaque morceau redonne un polype entier. Bonnet coupe une *naïde* par morceaux, et chaque morceau redonne une naïde entière. Et ces nouveaux polypes ont tous la forme du premier polype, et ces nouvelles naïdes ont toutes la forme de la première naïde.

---

1. Je suppose ici que c'est une patte de devant que j'ai coupée; la patte de derrière a un os de plus au *métacarpe*, et un *doigt* de plus.

Il y a donc des forces qui reproduisent les parties coupées, et qui les reproduisent avec leur *forme*. Les forces reproductrices sont donc non-seulement des forces *plastiques*, comme les appelaient les anciens; ce sont des forces *morpho-plastiques*.

Dans mes expériences sur les os [1], j'ai vu des os entiers périr et se reproduire.

Je détruis le *périoste interne* [2] d'un os. Cet os meurt; mais le *périoste externe*, qui n'a point été lésé, survit, et me redonne bientôt tout un os nouveau, et tout semblable à celui qui était d'abord.

J'ai vu se reproduire ainsi tout un *radius*, tout un *tibia*, et ce *radius* et ce *tibia* nouveaux étaient absolument semblables au *radius* et au *tibia* anciens.

Toute une chirurgie nouvelle peut naître de ces expériences physiologiques. Que d'amputations, que de mutilations pourront être prévenues! Toutes les fois qu'une portion d'os est cariée, ôtez cette portion d'os en conservant le périoste : le périoste conservé rendra la portion d'os enlevée. Toutes les fois qu'un os sera carié, ôtez cet os tout entier, en conservant le périoste : le périoste conservé rendra l'os.

1. Voyez mon livre déjà cité.
2. Ou *membrane médullaire*.

CHAPITRE IV

APPLICATION DES EXPÉRIENCES PRÉCÉDENTES
A L'HOMME.

Je viens de dire [1] que beaucoup d'amputations, de mutilations pourraient être prévenues.

J'ai dit [2] que, pour conserver l'os, et par suite le membre, il suffisait de conserver le périoste, et que le périoste conservé rendrait l'os.

J'ai dit [3] enfin que de mes expériences physiologiques pouvait naître une chirurgie nouvelle.

Cette chirurgie est née.

Guidé par mes expériences, feu M. Blandin, cet homme si regrettable, enleva, sur une malade, une clavicule cariée, en conservant, avec soin, le périoste. Au bout de quinze mois, la malade vint revoir son chirurgien avec une clavicule nouvelle.

1. Page précédente.
2. Page *id.*
3. Page *id.*

CHAPITRE V

Les expériences, que je viens de rappeler, nous ont dévoilé ce rapport; et, en effet, il est impossible que, parvenu au point où nous sommes, le lecteur ne soit pas frappé de l'aspect nouveau sous lequel se présentent les *forces de la vie*.

La matière n'est, selon l'heureuse expression de Cuvier, que *dépositaire* de ces forces. La matière actuelle, la matière qui est à présent, ne les a *reçues* qu'en dépôt; elle les a reçues de la matière qui l'a précédée, et ne les a reçues que pour les *rendre* à la matière qui la remplacera bientôt.

Ainsi donc, la matière passe et les forces restent.

La loi, la grande loi qui fixe les rapports des forces avec la matière, dans les corps vivants, est donc, d'une part, la *permanence* des *forces*, et, de l'autre, la *mutation continuelle* de la *matière*.

SECTION II

DE L'INTELLIGENCE

DE L'INTELLIGENCE

OU

RÉSUMÉ PHILOSOPHIQUE

DE

MES EXPÉRIENCES SUR LE SYSTÈME NERVEUX

CHAPITRE PREMIER

DES PROPRIÉTÉS OU FORCES NERVEUSES.

Les propriétés ou forces du système nerveux sont au nombre de cinq : la *sensibilité*, la *motricité*, le *principe de la vie*, la *coordination* des mouvements de locomotion, et l'*intelligence*.

Et chacune de ces forces réside dans un organe propre.

La *sensibilité* réside dans les faisceaux postérieurs de la moelle épinière et des nerfs ; la *motricité* dans les faisceaux antérieurs ; le *principe de la vie* dans la moelle allongée ; la *coordination* des mouvements de locomotion dans le cervelet ; et l'*intelligence*, dans le cerveau proprement dit (lobes ou hémisphères cérébraux).

CHAPITRE II

SÉPARATION DE LA SENSIBILITÉ ET DE LA MOTRICITÉ DANS LES NERFS.

Les nerfs naissent de la moelle épinière par deux ordres de racines : les unes postérieures, les autres antérieures ; et là, dans l'action différente de ces deux ordres de racines, s'est trouvée la solution d'un grand problème.

On sait que le nerf est l'organe, pour les parties où il se rend, de la sensibilité et du mouvement ; et cela a été su de tout temps. Si on pique un nerf, on produit de la douleur et des convulsions. Si on le coupe, la partie où il se rend ne transmet plus de douleur ; et si l'animal veut la mouvoir, elle ne se meut plus aux ordres de l'animal.

Le nerf est donc l'organe du sentiment et du mouvement volontaire. Mais est-il par les mêmes parties l'un et l'autre ? Ou bien y a-t-il des filets différents pour chaque action ?

On sait par un grand nombre de faits pathologiques que la sensibilité peut être perdue dans une partie sans que le mouvement le soit, ou le mouvement sans la sensibilité. Comment expliquer cela? La distinction expérimentale des filets du nerf dans le nerf même ne serait pas possible.

On en était là, lorsque, il y a une quarantaine d'années, un physiologiste anglais, Ch. Bell, eut l'idée, que personne n'avait eue encore, d'opérer sur les racines mêmes, et d'y opérer séparément. Cette idée, simple autant qu'heureuse, résolut tout.

Le nerf est l'organe complexe : pour avoir les propriétés séparées, il fallait agir sur des organes simples; les racines sont ces organes simples.

Voilà donc les organes simples trouvés; et l'expérience, portée sur chaque racine, a tout démêlé.

Les racines postérieures sont sensibles : quand on les coupe, l'animal éprouve de la douleur; et, quand elles sont coupées, les parties où elles se rendent ont perdu toute sensibilité.

Les racines antérieures sont motrices[1] : si on pince une racine antérieure, point de douleur, mais mouvement; si on la coupe, perte du mouvement, et du mouvement seul dans les parties où elle se rend.

Il y a donc, pour chaque nerf[2], deux racines :

1. Voyez, à la suite de cette première partie, la note IV.
2. Pour chaque nerf de la *moelle épinière*, bien entendu.

l'une, postérieure, pour le sentiment; l'autre, antérieure, pour le mouvement; et, quand on les coupe séparément, on abolit séparément la sensibilité ou le mouvement.

Le sentiment et le mouvement sont donc deux propriétés distinctes, séparées, et qui peuvent être séparément conservées ou abolies.

CHAPITRE III

Cette séparation, faite pour les nerfs, devenait facile et comme une simple déduction, pour la moelle épinière. Les racines pour le sentiment sont postérieures, celles pour le mouvement sont antérieures; pareillement la face de la moelle épinière d'où naissent les racines postérieures est pour le sentiment, et celle d'où naissent les racines antérieures est pour le mouvement.

La moelle épinière a deux faces, deux couches : une pour le sentiment, et c'est la postérieure; une pour le mouvement, et c'est l'antérieure. Chaque moitié de moelle épinière[1] est donc la réunion de deux systèmes nerveux : celui de la sensibilité et celui du mouvement.

1. Ou, si l'on aime mieux, chaque *moelle*, car il y a, en effet, deux *moelles*. Tout, dans le système nerveux, est double. Il y a deux *hémisphères cérébraux*, deux *moelles épinières* réunies par la *commissure transverse* comme les *hémisphères cérébraux* le sont par le *corps calleux*, etc., etc.

Si, sur un animal, on pique la face postérieure, on provoque des cris, de la douleur; si on la coupe, et qu'on la coupe seule, la sensibilité, et la sensibilité seule est paralysée, perdue dans toutes les parties qui reçoivent leurs nerfs de la région coupée.

Et, réciproquement, si on pique la face antérieure, on ne provoque que le mouvement; et, si on la coupe, on n'abolit, on ne paralyse que le mouvement.

CHAPITRE IV

Voilà donc la séparation faite du système nerveux sensible et du système nerveux moteur. Maintenant reste le cerveau, l'encéphale.

Ici, nouveau problème, et plus important encore, car il touche à des fonctions d'un ordre plus élevé.

Ce grand problème a été résolu par moi. Avant moi, on croyait que toutes les parties de l'encéphale servaient aux mêmes fonctions. Le cerveau n'était pas physiologiquement distingué du cervelet; la vraie fonction du cervelet n'avait même jamais été soupçonnée[2].

En 1822, mes premières expériences séparèrent le cerveau pris en général, l'encéphale, en quatre parties principales : la moelle allongée, siége du principe premier moteur du mécanisme respira-

---

1. J'entends ici, par *encéphale*, l'ensemble des parties qui constituent la masse cérébrale : le mot *cerveau* ne désignera que le *cerveau proprement dit* (*lobes* ou *hémisphères cérébraux*).

2. « Quelle est donc la fonction particulière du cervelet (s'écrie « Haller)? On l'ignore, comme on ignore celle de tant d'autres « parties de l'encéphale. » (*Encyclopédie*, au mot *Cervelet*.)

toire; les tubercules bijumeaux [1], siége du principe de la vision et d'un mouvement particulier [2]; le cervelet, siége de la coordination des mouvements de locomotion; et le cerveau proprement dit, les lobes ou hémisphères cérébraux, siége des perceptions et des volitions, en un mot, de l'intelligence.

Là fut une lumière nouvelle, et qui a singulièrement étendu les vues de la physiologie. Toutes ces fonctions sont distinctes : les mouvements et leur coordination, cette coordination et l'intelligence.

Le cervelet est l'organe de la coordination des mouvements, et non de l'intelligence; le cerveau est l'organe de l'intelligence, et non de la coordination des mouvements : opposition admirable, et sur laquelle je reviendrai bientôt.

L'animal qui a perdu son cervelet conserve toute son intelligence, mais il a perdu toute régularisation de ses mouvements; l'animal qui a perdu son cerveau, conserve toute la régularisation de ses mouvements, mais il a perdu toute son intelligence.

1. Dans les oiseaux, j'appelle ces tubercules du nom de *bijumeaux*, parce qu'il n'y en a que deux; on les appelle *quadrijumeaux* dans les mammifères, parce qu'il y en a quatre.

2. Voyez le chapitre VI.

CHAPITRE V

En 1748, Lorry trouva qu'un point de la moelle épinière blessé produisait une mort subite, et que cela n'arrivait ni au-dessus ni au-dessous de ce point.

Ce point résidait vers le trou occipital : beau fait que Lorry n'expliqua, ni même ne comprit point, et qui fut bientôt oublié.

Il l'était en 1812, quand Le Gallois trouva qu'un point coupé de la moelle épinière arrête sur-le-champ la respiration. On peut enlever tout le cerveau par tranches successives sans arrêter la respiration. Ce n'est que lorsqu'on touche à ce point qu'on l'arrête.

Ce point répond à l'origine de la huitième paire, ce qui fit que Le Gallois supposa qu'on n'abolissait alors la respiration que parce qu'on coupait l'origine de la huitième paire.

Mais il n'en est rien. Les deux nerfs de la huitième paire peuvent être coupés, et le mécanisme respiratoire n'en subsister pas moins pendant plusieurs jours. Le mécanisme respiratoire ne dépend donc pas de ces deux nerfs.

Il n'en dépend pas. Il ne dépend que du point de la moelle allongée, que j'appelle, à cause de cela, *point* ou *nœud vital*.

J'ai fixé les limites de ce point, qui commence à l'origine même de la huitième paire, et finit deux ou trois lignes au-dessous [1].

Voilà la vraie moelle allongée, c'est-à-dire le point vraiment actif de cette moelle, le point où réside le principe premier moteur du mécanisme respiratoire : principe insoupçonné jusqu'à moi, et idée physiologique toute nouvelle.

Si l'on coupe transversalement la moelle allongée sur le *point vital*, tous les mouvements respiratoires cessent sur-le-champ.

1. Je m'exprimais ainsi en 1827. Depuis lors, je suis allé bien plus loin encore. Voyez, à la suite de cette première partie, la note 1. Le *nœud vital*, rigoureusement circonscrit, a une ligne à peine d'étendue, à peine l'étendue d'une tête d'épingle.

CHAPITRE VI

Ici idée plus nouvelle encore.

Si un seul tubercule est enlevé, perte de la vue de l'œil du côté opposé, par paralysie de l'iris et de la rétine, par *paralysie du sens*; et, de plus, tournoiement de l'animal sur le côté du tubercule enlevé.

Ainsi, un tubercule étant enlevé, la vue est perdue de l'œil du côté opposé; la rétine et l'iris sont paralysés : la rétine n'est plus sensible, l'iris n'est plus mobile.

Ces effets n'ont rien d'étonnant; car les tubercules sont l'origine des nerfs optiques.

Mais on observe, en outre, un effet particulier et tout nouveau sur les mouvements.

Après l'ablation d'un seul tubercule, l'animal, comme je viens de le dire, tourne sur lui-même du côté du tubercule enlevé.

Et je fais remarquer cet effet nouveau, parce qu'il a été le premier exemple des mouvements particu-

1. Voyez, ci-devant, la note 1 de la page 39.

liers, déterminés par certaines parties de l'encéphale.

J'ai trouvé ainsi que la section des pédoncules cérébraux détermine un mouvement en avant; celle des corps restiformes un mouvement en arrière; et celle des canaux semi-circulaires des mouvements plus étonnants encore, et dont la direction est déterminée par la direction même de chaque canal [1].

1. Voyez mon livre intitulé : *Recherches expérimentales sur les propriétés et les fonctions du système nerveux*, livre dont je donne ici le résumé philosophique.

CHAPITRE VII

FONCTIONS DU CERVELET.

Quelle est la fonction de ce remarquable organe? On n'en avait aucune idée. On lui supposa long-temps la même fonction qu'au cerveau; et de là même le nom de cervelet ou petit cerveau.

Plus tard, Willis y plaça le principe des fonctions vitales, des mouvements du cœur, de la sensibilité.

Mais on peut enlever le cervelet, et l'animal n'en continue pas moins de vivre; le cœur n'en continue pas moins de battre; enfin, le cervelet est insensible, absolument insensible [1].

Si on irrite la moelle épinière, la moelle allongée, les tubercules, l'animal éprouve des douleurs et des convulsions. La lésion du cervelet ne produit ni douleurs ni convulsions.

On n'avait jamais eu le moindre soupçon de la fonction singulière qu'exerce le cervelet.

Lorsque Bell sépara, dans le nerf, le sentiment du mouvement, on avait idée et du sentiment et du mouvement.

1. Voyez, plus loin, ce que je dirai de l'*impassibilité* absolue du *cerveau* et du *cervelet*.

Ici, point. On n'avait jamais vu, dans le mouvement, que deux choses : la volition du mouvement, et les mouvements divers exécutés par chaque partie. La coordination de ces mouvements divers en un mouvement d'ensemble n'avait pas été vue.

Si, sur un animal, on enlève le cervelet petit à petit, l'animal perd peu à peu l'équilibration de ses mouvements de locomotion.

On n'avait pas remarqué cette équilibration, cette régularisation des mouvements divers en mouvements d'ensemble, cette force singulière et puissante qui réside dans le cervelet.

L'animal qui a perdu une partie de son cervelet, ne peut plus se tenir debout avec aplomb, ni marcher, ni courir avec régularité.

Si l'on enlève tout le cervelet, ou à peu près tout le cervelet, l'animal perd toute faculté de se tenir debout, de marcher, de courir, de voler régulièrement.

Cependant tous les mouvements partiels subsistent, et l'animal peut même les exécuter, quand il veut : c'est que la production des mouvements est dans la moelle épinière et ses nerfs, et que la volition est dans le cerveau.

Une seule chose est perdue, parce qu'une seule chose est dans le cervelet : l'equilibration, la coordination de tous les mouvements partiels en mouvements d'ensemble réguliers et déterminés.

Pour produire un mouvement d'ensemble régulier et déterminé, la marche, le saut, la course, il faut le concours d'une infinité de mouvements partiels, d'efforts et de contre-efforts : sans ce concours, le mouvement régulier n'a point lieu, l'équilibre n'est point obtenu ; et ce concours nécessaire est ce que personne n'avait soupçonné encore.

La simple station, qui ne paraît rien, n'est obtenue pourtant que par le concours d'une foule de muscles des pieds, des jambes, du tronc, etc. Pour la marche, pour le saut, pour la course, pour le vol, etc., il faut le concours de bien plus de muscles encore.

CHAPITRE VIII

Quel est le rôle de cet organe?

Le cerveau est le siége exclusif de l'intelligence.

Si on enlève, sur un animal, un seul lobe, l'animal perd la vue de l'œil du côté opposé; mais l'intelligence subsiste : un seul lobe y suffit, comme un seul œil suffit à la vision.

Si on enlève à un animal les deux lobes cérébraux à la fois, il perd tous les sens : il ne voit, il n'entend plus; il perd tous ses instincts : il ne sait plus ni se défendre, ni s'abriter, ni fuir, ni manger; il perd toute intelligence, toute perception, toute volition, toute action spontanée.

I. — Fonction propre de chaque partie de l'encéphale.

Voilà donc les quatre parties de l'encéphale, et la fonction propre de chacune d'elles.

La moelle allongée est le siége du principe premier moteur du mécanisme respiratoire.

Les tubercules sont le siége du principe de la vision et d'un mouvement spécial.

Le cervelet est le siége de la coordination des mouvements de locomotion.

Le cerveau est le siége, et le siége exclusif de l'intelligence.

Tout cela est très-distinct; le cerveau et le cervelet surtout sont très-distincts l'un de l'autre, et c'est là le grand point.

L'ablation du cerveau laisse la régularité des mouvements entière; l'ablation du cervelet laisse l'intelligence entière.

L'exclusivité d'action est le grand principe.

La moelle allongée est le premier moteur du mécanisme respiratoire, mais elle n'est que cela; elle n'est rien pour les sens, pour l'intelligence, etc.; les tubercules bijumeaux sont pour les sens, et point pour la perception; le cervelet est pour la coordination des mouvements de locomotion, et pour cette coordination seule; le cerveau est pour la seule intelligence, il n'est rien pour les mouvements, etc.

II. — Opposition du cerveau et du cervelet.

L'ablation du cerveau, qui abolit l'intelligence, ne fait rien aux mouvements réguliers et déterminés.

L'ablation du cervelet, qui abolit toute régularité dans les mouvements, ne fait rien à l'intelligence.

Cette opposition est admirable.

L'animal, sans cervelet, a toutes ses perceptions, toutes ses volitions, toute son intelligence ; mais il n'a plus la régularité de ses mouvements.

L'animal, sans cerveau, a toute la régularité de ses mouvements ; mais il n'a plus ni perception, ni volition, ni intelligence.

III. — Opposition entre les tubercules et les lobes cérébraux.

Il faut faire une grande distinction entre les sens et l'intelligence.

L'ablation d'un tubercule détermine la perte de la *sensation,* du *sens* de la vue ; la rétine devient insensible, l'iris devient immobile.

L'ablation d'un lobe cérébral laisse la *sensation,* le *sens,* la *sensibilité* de la rétine, la *mobilité* de l'iris ; elle ne détruit que la *perception* seule.

Dans un cas, c'est un fait *sensorial ;* et, dans l'autre, un fait *cérébral ;* dans un cas, c'est la perte du *sens ;* dans l'autre, c'est la perte de la *perception.*

La distinction des perceptions et des sensations

est encore un grand résultat; et il est démontré aux yeux.

Il y a deux moyens de faire perdre la vision par l'encéphale : 1° par les tubercules, c'est la perte du sens, de la sensation ; 2° par les lobes, c'est la perte de la perception, de l'intelligence.

La sensibilité n'est donc pas l'intelligence ; penser n'est donc pas sentir; et voilà toute une philosophie renversée.

L'idée n'est donc pas la sensation; et voilà encore une autre preuve du vice radical de cette philosophie.

IV. — Conséquences philosophiques.

Une philosophie a dit : Penser c'est sentir.

Penser est si peu sentir (même matériellement parlant) que le cerveau est insensible, impassible; on peut le blesser, le piquer, le couper par tranches sans produire aucune douleur.

La sensibilité est dans les nerfs et la moelle épinière, où n'est pas l'intelligence; et l'intelligence est dans le cerveau, où n'est pas la sensibilité.

La sensibilité et l'intelligence sont donc deux faits distincts, et si distincts qu'ils ne résident pas même dans le même organe, qu'ils résident dans deux organes très-distincts, très-différents, très-indépendants l'un de l'autre.

L'indépendance entre les organes est telle que l'un (le cerveau) peut être enlevé sans que cela nuise à l'autre (la moelle épinière).

L'indépendance entre les fonctions est telle que l'une, l'intelligence, disparaît tout entière avec le cerveau, et qu'alors la sensibilité reste tout entière parce que la moelle épinière reste.

C'est encore ici une opposition admirable. La sensibilité est où n'est pas l'intelligence; l'intelligence est où n'est pas la sensibilité. L'organe qui pense n'est pas celui qui sent; l'organe qui sent n'est pas celui qui pense.

Preuve absolue de la distinction de la sensibilité et de l'intelligence, et la première qui le soit à ce point.

On a dit penser c'est sentir; sentir n'est pas même percevoir. Le cerveau seul perçoit.

Ici les fonctions, les facultés, les forces sont séparées par les organes, nouvelle analyse, et toute expérimentale.

Je dis que tout ce qui réside dans un même organe est de même nature, et que chaque fait qui réside dans un organe à part est un fait distinct.

Je distingue les forces par les organes.

Qu'opposer à cette analyse, à ces distinctions?

Tout ce qui est de même organe est de même nature. Tout ce qui est d'organe différent est de nature différente.

J'analyse par les organes.

V. — Unité de l'intelligence.

L'intelligence tout entière est-ce une faculté une? Réside-t-elle dans tout le cerveau? Le cerveau tout entier (le cerveau proprement dit, bien entendu), est-ce un organe un?

Ou bien l'intelligence n'est-elle que la collection de différentes facultés? Le cerveau n'est-il qu'une collection de différents organes?

Remarquez que si l'intelligence est une faculté une, est une faculté, l'intelligence est un fait et non un nom; elle doit avoir son siége, son organe.

Au contraire, si elle n'est qu'une collection de facultés, ce n'est pas elle qui est le fait; ce sont les facultés; et alors il ne faut plus chercher le siége de l'intelligence en général, mais le siége particulier de chaque faculté[1].

Voyons d'abord l'expérience. Le cerveau propre-

---

1. C'est ce que fait la *Phrénologie*. — Voyez mon livre intitulé : *Examen de la Phrénologie*.

ment dit est le siége de l'intelligence : en l'enlevant tout entier, toute intelligence est perdue ; mais cela peut tenir à ce qu'on a enlevé un organe collectif, l'organe multiple d'une collection de facultés.

Or, on peut enlever, sur un animal, soit par devant, soit par derrière, soit par côtés, une portion assez étendue des lobes ou hémisphères cérébraux, sans qu'aucune faculté intellectuelle soit perdue : toute l'intelligence subsiste.

Mais, passé une certaine limite, dès qu'une faculté disparaît, toutes disparaissent.

Et il y a plus. On peut conduire l'expériencé de manière que la lésion puisse guérir, et les fonctions renaître. Eh bien encore, dès qu'une faculté renaît, toutes renaissent. Tout se perd, tout renaît donc à la fois, tout n'est donc qu'un ; l'intelligence est donc essentiellement une faculté une.

Voilà la preuve physiologique de l'unité de l'intelligence ; la preuve philosophique est bien plus forte sans doute ; mais il faut parler à chacun son langage, et aux mauvaises philosophies qui prétendent appui sur la physiologie, il faut montrer que cet appui n'est pas, et que la physiologie ne dément pas le sens intime.

Le cri le plus fort du SENS INTIME est celui de l'*unité* de l'*intelligence*, de l'*unité du moi*.

5.

VI. — Impassibilité du cerveau et du cervelet.

— Cette *impassibilité* est absolue.

On peut percer, de part en part, le cerveau proprement dit (*lobes* ou *hémisphères*), et l'animal ne sent rien, absolument rien.

On peut le brûler, et l'animal encore ne sent rien.

Il en est de même du cervelet : on peut le piquer, le percer, le brûler, le déchirer : l'animal reste profondément *insensible*.

Rien ne montre mieux ce que j'appelle *spécialité* de fonction.

Le cerveau *perçoit*, et il ne *sent* point : il est *impassible*.

Le cervelet *coordonne* les mouvements, et il ne sent point : il est *impassible*.

La *sensibilité*, qu'on avait mise partout, est si bien, elle aussi, une propriété *spéciale*, une fonction *propre*, une propriété ayant sa *localisation*, ses bornes, qu'elle manque aux deux organes les plus élevés du système nerveux : l'organe de l'*intelligence* et l'organe de la *coordination* des mouvements de locomotion, le *cerveau* et le *cervelet*.

SECTION III

DE LA

MÉTHODE EXPÉRIMENTALE

DE LA

MÉTHODE EXPÉRIMENTALE

I

DE LA MÉTHODE PARTICULIÈRE QUE J'AI EMPLOYÉE POUR MES EXPÉRIENCES SUR LE CERVEAU.

Dans mes expériences sur le cerveau, je me suis proposé deux problèmes : l'un *physiologique*, et l'autre *philosophique*.

§ I. — Problème physiologique.

Le problème physiologique était de localiser les fonctions de l'encéphale, c'est-à-dire de voir si chaque partie de cet organe avait sa fonction propre, et quelle était cette fonction.

Il a fallu, pour cela, me donner une méthode d'expérimentation, car jusque-là on n'avait point de méthode. On se bornait à faire un trou dans le crâne, au moyen d'un trépan, et à enfoncer un stylet, par ce trou, dans l'encéphale. On blessait, par là, tantôt une partie, tantôt l'autre, tantôt plusieurs ensemble; et de cette méthode aveugle on ne tirait que des résultats confus.

Ma méthode consiste : 1° à mettre tout l'encéphale à découvert; 2° à voir ainsi les limites de chaque partie, à guider toujours la main par l'œil, et à ne dépasser jamais, dans mes blessures, les limites propres de chaque partie distincte; en un mot, à les examiner, à les éprouver, à les interroger toutes l'une après l'autre, et toujours l'une séparément de l'autre.

Voilà mon procédé : par ce procédé les parties sont séparées; la séparation des parties me donne la séparation des fonctions : toute fonction qui a un siége, un organe distinct, est une fonction propre et distincte de celle qui a un autre siége ou un autre organe.

En procédant ainsi, j'ai des résultats certains.

En ne blessant que le *cerveau*, j'ai la fonction propre du cerveau, qui est l'*intelligence*.

En ne blessant que le cervelet, j'ai la fonction propre du cervelet, qui est la *coordination* ou équilibration des mouvements de locomotion; en ne blessant que la *moelle allongée*, et, dans cette moelle allongée, que le point précis que j'appelle le *nœud vital*, j'ai l'*extinction soudaine* de la vie, et je ne l'ai que par ce point seul.

§ II. — Problème philosophique.

Le problème *philosophique* ne m'a pas moins occupé que le problème *physiologique*.

On a cherché, de tout temps, quels étaient les rapports :

1° Du *mouvement* et de la *volonté;*

2° De la *sensibilité* et de l'*intelligence;*

3° De la *sensation* et de la *perception;*

4° De l'*intelligence* et de la *vie*.

Tout cela est résolu.

1° Il y a indépendance complète du *mouvement* et de la *volonté;* car, le cerveau enlevé, toute volonté est éteinte, et tous les mouvements subsistent;

2° La *sensibilité* n'est pas l'*intelligence*, car, le cerveau enlevé, toute l'intelligence est perdue, et toute la sensibilité, qui réside ailleurs (c'est-à-dire dans la moelle épinière et les nerfs), subsiste;

3° La *sensation* n'est pas la *perception*, quoi qu'on en ait dit, car, la *sensation* de la *vision*, par exémple, se perd par un organe, les *tubercules*, et la *perception* de la *vision* par un autre organe, le cerveau;

4° Enfin, l'*intelligence* est complétement distincte de la *vie*, et la vie complétement indépendante de l'intelligence, car, le cerveau enlevé, toute l'intelligence est perdue, absolument perdue, et cependant toute la vie subsiste.

Le problème philosophique n'est donc pas moins résolu, et non moins sûrement résolu, que le problème physiologique.

II

De la méthode en général.

Tout, dans les recherches expérimentales, dépend de la méthode ; car c'est la méthode qui donne les résultats. Une méthode neuve conduit à des résultats nouveaux ; une méthode rigoureuse a des résultats précis ; une méthode vague n'a jamais conduit qu'à des résultats confus.

Ce qui fait le caractère de ma nouvelle méthode expérimentale pour le cerveau, est, comme on vient de le voir, l'*isolement* des parties.

Le but de l'expérimentateur étant, en effet, de parvenir à la détermination précise de la fonction propre de chaque partie, il est évident qu'il ne peut obtenir cette fonction propre, et l'obtenir dégagée de toute autre, qu'autant qu'il a d'abord isolé ou dégagé de toute autre la partie même de laquelle cette fonction dépend.

Or, je le répète, c'est là ce qui ne pouvait être fait par aucune des méthodes d'expérimentation employées avant moi.

Haller dit : « Je plongeai, ou ce fut M. Zinn qui « le plongea, un trois-quarts dans le cerveau. Le « chien ne parut pas fort malade d'abord ; mais peu « à peu un assoupissement le gagna, il perdit le « sentiment et le mouvement [1]. »

Il dit : « M. Zinn blessa le cerveau d'un trois- « quarts, et peut-être ce fut moi qui le conduisis. Il « n'en arriva aucune suite funeste [2]. »

Il dit : « La dure-mère ayant été irritée sans au- « cun accident, je plongeai le scalpel dans le cer- « veau. Des convulsions universelles parurent dans « le moment [3]. »

N'allons pas plus loin.

Ainsi, on plonge, on plonge à l'aveugle, dans le

1. *Mémoires sur les parties sensibles et irritables*, etc. T. I, p. 198 (traduction française), Lausanne 1756.
2. *Ibid.*, p. 199.
3. *Ibid.*, p. 202.

cerveau, c'est-à-dire dans l'organe le plus délicat et le plus complexe de l'économie animale, un stylet, un trois-quarts, un scalpel ; et tantôt on observe un assoupissement, tantôt on n'observe rien, tantôt on observe des convulsions.

On enfonce un scalpel, un stylet dans le cerveau ; mais qu'a-t-on fait? quelle partie du cerveau a-t-on blessée? n'en a-t-on blessé qu'une? en a-t-on blessé plusieurs, et jusqu'à quel point chacune l'a-t-elle été?

Comment un homme tel qu'Haller a-t-il pu croire qu'avec des expériences si peu réfléchies, si grossières, si complétement dépourvues de tout esprit de méthode, il ferait mieux que les autres? lui qui ménage si peu les autres.

Des expériences, faites sans méthode, ne sont pas des expériences.

Mais laissons Haller, et venons à un physiologiste beaucoup plus récent.

« Après avoir trépané les deux pariétaux d'une
« poule, dit d'abord Rolando, j'emportai de chacun
« des deux hémisphères du cerveau une grande
« quantité de substance cendrée. L'animal parais-
« sait *souffrir* un peu dès le principe ; mais après
« une vingtaine de minutes, il commençait à *mar-*
« *cher*, à *boire* et à *manger :* il était néanmoins

« un peu étourdi et comme dans un *état d'ivresse* [1]. »

Rolando dit encore : « A mesure que j'attaquais
« plus profondément les hémisphères d'un coq,
« l'animal devenait stupide et restait plus calme. A
« la fin, il s'assoupit : une heure après il se releva,
« restant sur ses pieds immobile, et il n'y avait ni
« bruit, ni aliments, ni eau, ni piqûre qui pussent
« lui faire faire le plus petit mouvement [2]. »

Ainsi, dans un cas, la mutilation des hémisphères cérébraux produit l'*assoupissement* et l'*im-
mobilité*, dans l'autre, elle produit l'*ivresse*. Dans
un cas, l'animal est *stupide* et *calme* durant la mutilation, et il paraît *souffrir* dans l'autre ; dans l'un
enfin, ni le *bruit*, ni les *aliments*, ni l'*eau, ne peuvent
faire faire à l'animal le plus petit mouvement*, et dans
l'autre, l'animal *boit* et *mange*.

Et l'on appelle cela des expériences !

« Il peut arriver, dit Le Gallois, que des reptiles
« continuent de gouverner leurs mouvements et
« de marcher après avoir été décapités ; mais, si on
« y prend garde, on trouvera que, dans tous ces
« cas, la décapitation n'a été que partielle, qu'elle

1. Voyez le *Journal de physiologie expérimentale* : avril 1823.
2. Voyez le *Journal de physiologie expérimentale* : avril 1823.

« a été faite sur le crâne, et que la partie posté-
« rieure du cerveau est demeurée unie avec le
« corps. Ce qui indique que c'est dans quelque en-
« droit de cette partie que réside la faculté qu'ont
« les animaux de régler leurs mouvements. *Pour
« trouver quel est cet endroit, il suffirait d'enlever suc-
« cessivement les portions antérieures du cerveau et
« de continuer cette opération jusqu'à ce qu'on arrivât
« à faire perdre tout à coup à l'animal la faculté de
« marcher* [1]. »

Ce raisonnement paraît d'abord fort juste, et
cependant il accuse, au fond, l'inintelligence la plus
complète de ce qui constitue le nœud secret, le
point vrai de la méthode expérimentale.

Il ne suffit pas *d'enlever successivement toutes les
parties* jusqu'à ce qu'on arrive à une qui donne un
certain *effet,* parce qu'alors on a l'*effet* de celle-là,
plus l'*effet* de toutes les autres, qu'on a aussi enlevées. La vraie méthode est de respecter toutes les
autres parties, et de n'en toucher qu'une, et celle-
là même, et celle-là seule, dont on cherche l'*effet*
distinct, la fonction propre.

Voilà ce que fait ma méthode.

1. *Expériences sur le principe de la vie,* etc., p. VI. Paris,
1812.

J'ai commencé par me donner cette méthode ; et c'est elle ensuite qui m'a donné tous les faits, déjà énumérés [1], savoir : que le *cerveau proprement dit* est le siége exclusif de l'intelligence, et le *cervelet* le siége exclusif du principe qui coordonne les mouvements de locomotion ; que la conservation d'un seul lobe cérébral suffit pour la conservation de l'intelligence entière ; que la perte d'un seul lobe n'entraîne que la perte de la vision de l'œil du côté opposé au lobe enlevé ; qu'il y a deux moyens de faire perdre la vision sans sortir de la masse cérébrale : l'un, l'ablation des tubercules bijumeaux, c'est la perte du *sens* de la vue ; l'autre, l'ablation des lobes cérébraux, c'est la perte de la *perception* de la vue ou de la *vision*; qu'il y a, dans la moelle allongée, un *point*, lequel a *une ligne* à peine d'étendue, et auquel il faut pourtant que toutes les autres parties tiennent pour vivre, etc.

Or, pour peu qu'on y pense, on verra bientôt que tous ces faits, que je rappelle ici, sont des *faits simples*, faits simples qu'il a fallu démêler des faits complexes dans lesquels ils se trouvaient mêlés.

En physiologie, lorsqu'on se trompe, c'est pres-

---

1. Voyez, ci-devant, la IIe *Section.*

6.

que toujours parce qu'on n'a pas assez vu toute la complication des faits.

Car, au fond, tout, dans le mécanisme de la vie, est complexe, et les phénomènes et les organes.

Il faut donc décomposer les phénomènes, c'est-à-dire en démêler toutes les circonstances diverses; il faut décomposer les organes, c'est-à-dire en démêler toutes les parties distinctes.

En un mot, il faut arriver aux faits simples.

L'art d'arriver aux faits simples est tout l'art des xpériences.

SECTION IV

DÉDUCTIONS PHILOSOPHIQUES

DÉDUCTIONS PHILOSOPHIQUES

CHAPITRE PREMIER

SÉPARATION DU DOMAINE DE LA VIE ET DE CELUI DE L'INTELLIGENCE

OU DES FACULTÉS VITALES ET DES FACULTÉS INTELLECTUELLES

La séparation de la *vie* et de l'*intelligence* est un problème qui a occupé tous les philosophes.

Ce problème ne pouvait être résolu que par l'expérience.

On vient de voir [1] que l'*intelligence* réside dans un organe donné, le *cerveau proprement dit* (*lobes* ou *hémisphères cérébraux*), et la vie dans un autre organe, la *moelle allongée* ou le *nœud vital*.

L'*intelligence* se trouve donc où n'est pas la *vie*, la *vie* où n'est pas l'*intelligence*; l'organe de l'une n'est pas l'organe de l'autre; on peut ôter enfin l'organe de l'*intelligence*, et l'*intelligence* par con-

1. Dans les deux *Sections* précédentes.

séquent, sans que la *vie* en soit le moins du monde altérée, affectée, compromise : il y a donc entre la *vie* et *l'intelligence* une séparation complète ; et cette séparation visible, que l'expérience opère quand elle le veut, est fondamentalement donnée par la séparation même des deux organes distincts dans lesquels chacune de ces facultés réside.

L'*intelligence* pouvant être supprimée tout entière, dès qu'on le veut, rien n'est plus facile que de distinguer, que de séparer les unes des autres les *facultés vitales* et les *facultés intellectuelles*.

Toute faculté qui survit à l'ablation des lobes cérébraux, de l'organe de l'intelligence, est une *faculté vitale;* toute faculté qui se perd par cette ablation est une *faculté intellectuelle*.

Quelles sont donc les facultés qui survivent?

Les facultés qui survivent sont celles d'où dépendent toutes les fonctions de *nutrition* (c'est-à-dire la *digestion,* la *circulation,* la *respiration*, etc.), de *mouvement,* de *locomotion* et même de *sensation*.

Les facultés qui se perdent sont celles d'où dépendent toutes les fonctions, tous les actes d'*entendement :* la *perception,* l'*attention,* la *mémoire,* le *jugement,* la *volition*.

L'animal qui a perdu ses *lobes cérébraux,* et par suite son *intelligence,* ni ne *perçoit* plus, ni n'est plus capable d'*attention*, ni ne se *souvient* plus, ni ne *juge* plus, ni ne *veut* plus.

Mais il continue à *vivre*, à se *nourrir*, à se *mouvoir* et même à *sentir*.

Il y a donc une ligne de démarcation profonde entre *percevoir, se souvenir, juger, vouloir,* d'une part, et, d'autre part, *vivre, se nourrir, se mouvoir* et même *sentir*.

En un seul mot, car *percevoir, se souvenir, juger, vouloir,* tout cela c'est *penser,* et *se nourrir, se mouvoir, sentir,* tout cela c'est *vivre,* il y a une ligne de démarcation profonde entre *penser* et *vivre*.

CHAPITRE II

SÉPARATION DE L'INTELLIGENCE ET DE LA SENSIBILITÉ.

Je l'ai déjà dit [1], pour beaucoup de philosophes, l'*intelligence* tient à la *sensibilité*; pour quelques-uns même, l'*intelligence* n'est que la *sensibilité*.

Mais ces philosophes, Locke, Condillac, Helvétius, n'ont jamais rien su, ni rien pu savoir d'exact sur ce point.

L'expérience seule pouvait nous apprendre que l'organe où réside la *sensibilité* (la *moelle épinière* et les *nerfs* [2]) n'est pas celui où réside l'*intelligence* (les *lobes* ou *hémisphères cérébraux* [3]), que l'organe de la *sensibilité* ne sert en rien à l'*intelligence*, et que l'organe de l'*intelligence* est précisément dénué de toute *sensibilité*, est absolument *impassible*.

« La grande source de la plupart des idées que « nous avons, dit Locke, est la *sensation* [4]. »

1. Voyez, ci-devant, p. 56.
2. Voyez, ci-devant, p. 34.
3. Voyez, ci-devant, p. 47.
4. *Essai philosophique sur l'entendement humain* (trad. franç.) 1729 — p. 61.

« Le principal objet de cet ouvrage [1], dit Condil-
« lac, est de faire voir comment toutes nos con-
« naissances et toutes nos facultés viennent des
« sens, ou, pour parler plus exactement, des sen-
« sations [2]. »

Et Condillac ne s'en tient pas là. Locke admettait
du moins deux sources de nos idées : la *sensation*
et la *réflexion* [3]. Condillac n'en veut qu'une : la *sensation*.

« Locke distingue, dit Condillac, deux sources de
« nos idées, les sens et la réflexion. Il serait plus
« exact de n'en reconnaître qu'une, parce que la
« réflexion n'est, dans son principe, que la sensa-
« tion même [4]. »

Voilà donc partout, dans Locke et dans Condillac, la *sensation* confondue avec l'*intelligence*, laquelle seule est *source de nos idées*.

Elles le sont aussi dans Helvétius, et à plus forte
raison, car Helvétius n'a fait, sur ce point, qu'exa-
gérer Condillac et Locke. Il définit l'*esprit* : la *faculté*

1. Le *Traité des sensations*.
2. *Traité des sensations*, p. 3.
3. « L'autre source, dit-il, d'où l'entendement vient à recevoir
« des idées, c'est la perception des opérations de notre âme... Et
« comme j'appelle l'autre source de nos idées *sensation*, je nom-
« merai celle-ci *réflexion*. » (*Essai sur l'entend. hum.*, p. 61.)
4. *Traité des sensations*, p. 10.

de penser [1]; et cette faculté, il veut qu'elle soit pro-
duite par deux *puissances* qu'il appelle *passives* [2]
(vraie contradiction dans les termes) : l'une, la
puissance de recevoir les impressions, et qu'il
nomme *sensibilité physique* [3]; l'autre, la puissance
de conserver ces impressions, et qu'il nomme *mémoire* [4]; et il ajoute que « la mémoire n'est autre
« chose que la sensation continuée, mais affai-
« blie [5]. »

La *mémoire* ne saurait être la *sensation*, pas plus
que l'*esprit* n'est la *sensibilité*, la *sensibilité physique*,
pour parler comme Helvétius : l'esprit est l'*intelligence*, la *mémoire* est une faculté, un élément de
l'*intelligence*; et l'*intelligence* n'est pas la *sensibilité*,
n'a rien de la *sensibilité*, et réside dans un organe
où ne réside pas la *sensibilité*.

1. « L'esprit est la faculté même de penser. » (Chap. Ier, p. 1,
édition de 1774.)
2. « Nous avons en nous deux facultés, ou, si je l'ose dire,
« deux puissances passives... » p. 2.
3. Page 2.
4. Page 2.
5. Page 2.

CHAPITRE III

Je viens de citer Locke, Condillac, Helvétius; mais Descartes lui-même, Descartes le philosophe par excellence, s'exprime à peu près comme eux.

« Sentir n'est rien autre chose que penser[1], » dit-il.

« Par le mot de penser, dit-il encore, j'entends « tout ce qui se fait en nous... C'est pourquoi non-« seulement entendre, vouloir, imaginer, mais « aussi sentir est la même chose que penser.[2] »

« L'âme seule, dit-il enfin, a la faculté de *sentir* « ou bien de *penser* en quelque façon que ce « soit[3]. »

Et ce grand exemple de Descartes nous fait assez voir combien il importe de séparer enfin, clairement et distinctement, le *sentir*, lequel n'est que le fait de la moelle épinière et du nerf, et n'est point du tout le *penser*, de cette autre faculté, proprement

1. Tome I, p. 255.
2. Tome III, p. 67.
3. Tome III, p. 68.

cérébrale, et par laquelle commence la *pensée* ou l'*intelligence*, c'est-à-dire la *perception* [1].

1. On pourra me faire une objection. Ce que j'appelle *perception* n'est, me dira-t-on, que la *sensibilité propre* du cerveau, la *sensibilité cérébrale*. A la bonne heure, et le mot *sensibilité* aura alors deux sens : par l'un, il désignera ce que j'appelle *perception*, ou *l'action* du cerveau; par l'autre, ce que j'appelle exclusivement *sensibilité* ou *l'action de la moelle épinière et des nerfs*, et la confusion des idées renaîtra par la confusion des mots.

Descartes dit ailleurs et très-bien : « Non-seulement les médi-
« tations et les volontés, mais même les fonctions de voir, d'ouïr,
« de se déterminer à un mouvement plutôt qu'à un autre, etc.,
« *en tant qu'elles dépendent d'elle* (de l'*âme*), sont des pensées;
« et il n'y a rien du tout que les choses qui sont comprises sous
« ce mot qu'on attribue proprement à l'homme, en langage de
« philosophe; car pour les fonctions qui appartiennent au corps
« seul, on dit qu'elles se font dans l'homme, et non pas par
« l'homme. » T. VII, p. 392.

Ces mots : *en tant qu'elles dépendent d'elle* (de l'*âme*) expliquent tout. *En tant qu'elles dépendent de l'âme*, les fonctions de *voir*, *d'ouïr*, sont *pensées;* mais avant d'arriver à l'*âme*, elles avaient passé par le *cerveau*, où elles étaient *perceptions;* et, avant d'arriver au cerveau, elles avaient passé par les *sens*, où elles étaient *sensations*.

En langage de philosophe, c'est-à-dire d'écrivain qui s'entend et qui veut s'entendre, le premier point est de séparer, même par les mots, ce qui est du *corps* de ce qui est de l'*âme*, ce qui est *vital* de ce qui est *intellectuel :* les *sensations* des *perceptions*, et les *perceptions* des *pensées*.

CHAPITRE IV

SÉPARATION DE LA SENSIBILITÉ ET DE LA PERCEPTION.

Il y a une de mes expériences qui sépare nettement la *sensibilité* de la *perception*.

Quand on enlève le *cerveau proprement dit* (*lobes* ou *hémisphères cérébraux*) à un animal, l'animal perd la vue.

Mais, par rapport à l'œil, rien n'est changé : les objets continuent à se peindre sur la *rétine;* l'*iris* reste contractile, le *nerf optique* sensible, parfaitement sensible. Et cependant l'animal ne voit plus; il n'y a plus *vision*, quoique tout ce qui est *sensation* subsiste; il n'y a plus *vision*, parce qu'il n'y a plus *perception*.

Le *percevoir*, et non le *sentir*, est donc le premier élément de l'*intelligence.*

La *perception* est partie de l'*intelligence*, car elle se perd avec l'*intelligence*, et par l'ablation du même organe, les *lobes* ou *hémisphères cérébraux;* et la *sensibilité* n'en est point partie, puisqu'elle subsiste après la perte de l'*intelligence* et l'ablation des *lobes* ou *hémisphères.*

7.

CHAPITRE V

Le *mouvement* est essentiellement distinct de la *volonté*.

La *volonté* n'est jamais que cause occasionnelle du mouvement.

Quand les *lobes cérébraux* ont été enlevés, quand l'*intelligence* est perdue, totalement perdue, la *volonté* n'est plus; et cependant tous les *mouvements* subsistent; et non-seulement les mouvements locaux, partiels, mais les mouvements généraux, d'ensemble, les mouvements les plus réguliers et les mieux coordonnés, ceux de la locomotion, par exemple.

La *volonté* fait partie de l'*intelligence*, comme la *perception* : comme la *perception*, elle se perd avec l'*intelligence*; et, comme la *perception*, par l'ablation du même organe, par l'ablation des *lobes* ou *hémisphères*.

CHAPITRE VI

L'intelligence commence par la *perception* : de la perception naît *l'attention* ; de l'attention la *mémoire* ; de la mémoire le *jugement* ; du jugement la *volonté*.

Tout cela se suit et s'enchaîne.

Tout commence par la *perception* : sans la perception, il n'y aurait pas *attention* ; sans l'attention, il n'y aurait pas *mémoire* ; sans mémoire, il n'y aurait pas *jugement* ; sans jugement, il n'y aurait pas *volonté*.

Et tout cela, c'est l'*intelligence*.

CHAPITRE VII

Mais l'*intelligence* n'est-elle que cela?

Oui, l'intelligence des bêtes, à condition pourtant que vous y joindrez l'instinct.

Je distingue dans l'intelligence, ce mot pris dans son sens le plus étendu, trois ordres de faits : l'*instinct*, l'*intelligence proprement dite* et la *raison*.

L'*instinct* est à peu près toute l'intelligence des animaux inférieurs ; l'*intelligence proprement dite* commence avec les animaux supérieurs [1] ; la *raison* n'appartient qu'à l'homme.

Je définis l'*instinct* par le fait, ou plutôt je ne fais que donner un nom au fait.

Il y a dans les bêtes, surtout dans les bêtes inférieures [2], une force par laquelle ces bêtes font, sans l'avoir appris, sans avoir pu l'apprendre, du premier coup, tout de suite, des choses que nous-mêmes ne pourrions faire qu'après les avoir apprises.

1. Voyez, sur tout ceci, mon livre intitulé : *De l'instinct et de l'intelligence des animaux.*

2. Dans les *insectes*, par exemple.

C'est ainsi que, d'*innéité*, d'*instinct*, l'araignée fait sa toile, le ver à soie son cocon, l'oiseau son nid, etc.

Le castor ne fait pas autrement sa cabane, et nous en avons eu, au Jardin des Plantes, un exemple curieux.

Un jeune castor avait été pris sur les bords du Rhône, à peine venant de naître; il fut transporté et allaité artificiellement dans notre Jardin.

Ce jeune castor n'avait point vu ses parens et par conséquent n'en avait rien appris. Dès son arrivée au Jardin, il avait été mis dans une cage, et par conséquent n'avait pas besoin de cabane.

Cependant, dès qu'il put se procurer les matériaux nécessaires : de la terre, de l'eau, des branches, il se mit à bâtir une cabane; et, du premier coup, il se la bâtit aussi solide et aussi bonne que les castors les plus exercés [1].

Le chien, le cheval, l'éléphant, font des choses qui tiennent visiblement à une certaine *intelligence*, car ce sont des choses qu'ils apprennent, que nous leur avons apprises, qu'ils ne sauraient point faire si nous ne les leur avions apprises.

Il y a donc ce qui se fait sans l'avoir appris, et

1. Voyez cette petite histoire dans mon livre, déjà cité, sur *l'instinct et l'intelligence des animaux*.

cela tient à l'*instinct*, et il y a ce qui se fait pour l'avoir appris, et ceci tient à l'*intelligence*, à une certaine dose d'intelligence.

Enfin, bien au-dessus, infiniment au-dessus de l'*instinct*, et même de l'*intelligence* proprement dite, de l'intelligence des bêtes, il y a l'intelligence de l'homme, la *raison humaine*.

Il y a donc trois faits : l'*instinct*, l'*intelligence*, et la *raison*.

L'*instinct* agit sans connaître ; l'*intelligence* agit et connaît ; et la *raison*, la *raison* seule, connaît et se connaît.

Et c'est parce qu'elle *se connaît* que la *raison* se voit et se juge, et que, se jugeant, elle s'élève de l'*intellectuel* au *moral*.

Le *moral* n'appartient qu'à l'homme.

La *raison* se voit ; la *raison* se juge ; la *raison* s'étudie ; et l'étude de la *raison* par la *raison*, l'étude de l'*esprit* par l'*esprit*, est toute la philosophie humaine.

NOTES

NOTES

NOTE PREMIÈRE

DU POINT OU NŒUD VITAL DE LA MOELLE ALLONGÉE.

Je disais, dans un mémoire présenté à l'Académie en 1827 [1], que ce point. que le *nœud vital* de la moelle allongée, avait *trois lignes* à peine d'étendue, et je croyais alors beaucoup dire.

Je puis dire aujourd'hui [2] beaucoup plus : il a à peine *une ligne.*

J'ai fait représenter, sur deux figures [3] l'une de cerveau de chien, l'autre de cerveau de lapin, les deux limites, supérieure et inférieure, du *point vital*, telles que me les donnent mes dernières expériences.

La limite supérieure passe sur le *trou borgne* ; la limite

1. Voyez mes *Recherches expérimentales sur les propriétés et les fonctions du système nerveux*, p. 204 (2e édition).
2. Voyez le *Compte-Rendu* des séances de l'Académie des Sciences, séance du 27 octobre 1851.
3. Je présentais ces figures à l'Académie, en même temps que je lui communiquais ce Mémoire.

inférieure passe sur le point de jonction des *pyramides postérieures* : entre ces deux limites est le *point vital*; et, de l'une de ces limites à l'autre, il y a à peine *une ligne*.

Je fais souvent l'expérience en procédant par des sections transversales.

Si la section passe en avant du *trou borgne*, les mouvements respiratoires du thorax subsistent.

Si la section passe en arrière du point de jonction des *pyramides*, les mouvements respiratoires de la face (le mouvement des narines et le bâillement) subsistent.

Si la section passe sur la pointe du V de *substance grise*, inscrit dans le V des *pyramides* ou *bec de plume* [1], les mouvements respiratoires du thorax et de la face sont abolis sur-le-champ et tout ensemble.

Je fais souvent aussi l'expérience d'une autre manière.

Je me sers d'un petit emporte-pièce dont l'ouverture a à peine 3 millimètres de diamètre.

Je plonge cet emporte-pièce dans la moelle allongée, en ayant bien soin que l'ouverture de l'instrument réponde au V de *substance grise*, et l'embrasse. J'isole ainsi, tout d'un coup, le *point vital* du reste de la moelle allongée, des pyramides, des corps restiformes, etc., et, tout d'un coup, les mouvements respiratoires du tronc et les mouvements respiratoires de la face sont abolis.

J'ai fait représenter, sur les deux figures de cerveaux que je rappelais tout à l'heure, un petit cercle qui embrasse la pointe du V de *substance grise*.

---

1. « Constamment, dit M. Cruveilhier, dans son excellent *Traité d'ana-
« tomie* (tome IV, p. 238, 2e édition), on rencontre un petit V de sub-
« stance cornée, inscrit dans le V qui résulte de la bifurcation du bulbe. »

Ce petit cercle marque à la fois et la véritable *place*, et la véritable *étendue* du *point vital*.

On voit que ce *point, premier moteur du mécanisme respiratoire*, et *nœud vital* du système nerveux (car tout ce qui, du système nerveux, reste attaché à ce point, vit, et tout ce qu'on en sépare, meurt), n'est, ainsi que je l'ai répété bien des fois, pas plus gros que la *tête d'une épingle*.

C'est donc d'un *point* qui n'est pas plus gros qu'une *tête d'épingle*, que dépend la *vie du système nerveux*, la *vie de l'animal* par conséquent, en un seul mot, la *vie*.

Les physiologistes m'ont souvent demandé de leur indiquer par un terme anatomique la place précise du *point* que je nomme le *point vital*.

Je leur réponds : la place du *point vital* est la place marquée par *la pointe du V de substance grise* [1].

---

1. Sur le cerveau du chien, l'origine du nerf *pneumo-gastrique* est 5 millimètres au-dessus du *point vital*. Sur le cerveau du lapin, l'origine du nerf *pneumo-gastrique* est 3 millimètres au-dessus du *point vital*.

NOTE II

DE LA SENSIBILITÉ DES PARTIES FIBREUSES.

§ I. — Des expériences d'Haller touchant les parties sensibles et les parties insensibles du corps animal.

Dans un de ses écrits les plus médités, intitulé : *Réponse générale aux objections qu'on a faites contre l'insensibilité de plusieurs parties du corps animé* [1], Haller s'exprimait ainsi :

« Je viens de donner le recueil le plus nombreux d'expé-
« riences, qui ait peut-être jamais paru, pour prouver une
« vérité physique. Mais on y opposera sans doute le nombre
« inférieur, mais pourtant considérable, d'observations op-
« posées. dont l'événement a été contraire au résultat des
« miennes. On est allé plus loin ; on est disconvenu qu'on
« pût tirer de mes expériences, supposées exactes, les con-
« clusions que j'en ai tirées...

« Je vais travailler à me détacher entièrement de ce que
« je pourrais regarder comme ma cause. Je n'en ai jamais
« eu à moi, et je n'en aurai jamais que celle de la vérité...

1. La date de cet écrit est l'année 1759. Il fait partie du t. IV des *Mémoires sur les parties sensibles et irritables du corps animal* (Traduct. franç.). Lausanne, 1760.

« Engagé dans un ouvrage immense [1], il m'importe de
« constater ce que je devrai enseigner sur la sensibilité de
« la plus grande partie du corps animé. Il n'y a que l'erreur
« qui doive me faire de la peine, et si j'y ai demeuré depuis
« sept ou huit ans [2], il n'est pas trop tard d'en sortir en-
« core, et de rejoindre le parti de la vérité dans un ou-
« vrage, qui est celui de ma vie entière, et qui doit faire
« passer à la postérité les sentiments réfléchis de ma vieil-
« lesse [3]. »

Quels ont donc été les *sentiments réfléchis* de la vieillesse du grand Haller?

« Je termine cette *Réponse générale*, dit-il, par les co-
« rollaires qui dérivent de ces expériences mêmes, dont je
« viens de défendre la réalité.

« Il faut compter entre les parties dont le sentiment est
« nul, ou du moins imperceptible dans les expériences,
« celles que je vais exposer : les *tendons*, la face extérieure
« de la *dure-mère*, sa face inférieure, les *ligaments*, les
« *capsules des articulations*, le *périoste* [4]. »

« J'appellerais volontiers ces parties, continue Haller, in-
« sensibles par elles-mêmes, en reconnaissant que quelques-
« unes peuvent emprunter une espèce de sensibilité étran-
« gère des nerfs [5]. »

Ainsi donc, en terminant son examen définitif, Haller déclare, en premier lieu, que les *tendons*, la *dure-mère*, les

1. Sa grande physiologie.
2. Ses premières expériences sur la sensibilité sont de 1752.
3. *Mémoires sur les parties sensibles et irritables du corps animal*, t. IV,
p. 21 et 22.
4. *Ibid.*, *id.*, p. 86.
5. *Ibid.*, *id.*

.igaments, les *capsules des articulations*, le *périoste*, sont insensibles.

On va voir, par les expériences qui suivent, que ces parties ne sont *insensibles* qu'à l'état normal, et qu'à l'état d'irritation ou d'inflammation elles sont *très-sensibles*.

Haller déclare, en second lieu, « que quelques-unes de « ces parties peuvent emprunter une espèce de sensibilité « étrangère des nerfs. »

Toutes les parties tirent leur sensibilité des nerfs, toutes l'empruntent aux nerfs, aucune n'est sensible que par ses nerfs : c'est la grande gloire d'Haller d'avoir prouvé que le *nerf* seul est *sensible*, comme le *muscle* seul est *irritable* ou *contractile*.

Relativement aux parties, qu'il croit *insensibles* (les *tendons*, la *dure-mère*, etc.), il y a eu deux erreurs d'Haller : la première de n'avoir pas distingué l'*état normal* de l'*état enflammé*, et la seconde d'avoir *refusé des nerfs* à toutes ces parties, qui toutes en ont.

§ II. — Résultats de mes expériences sur la sensibilité des tendons.

Il y a trente-cinq ans aujourd'hui que les expériences qui suivent ont été faites. Elles datent de 1821, époque où je m'occupais de mes expériences sur le cerveau et la moelle épinière, expériences que je présentai à l'Académie en 1822, et dont l'importance me fit négliger alors de publier celles-ci.

Dès ce temps-là, le problème particulier de la *sensibilité* des tendons avait déjà fixé toute mon attention. Je n'avais pu voir, sans étonnement, la divergence singulière qui régnait entre les physiologistes et les chirurgiens touchant

un simple point de fait, savoir, si les tendons sont *sensibles*
ou ne le sont pas. D'une part, tous les physiologistes, ou à
peu près tous [1], soutenaient l'*insensibilité* des tendons, et,
d'autre part, tous les chirurgiens, ou à peu près tous [2], soutenaient la *sensibilité* vive, et même, dans certains cas,
extrême, des parties fibreuses ou tendineuses.

Ainsi, par exemple, tandis que Haller (et toute son école,
alors l'école supérieure de la physiologie) posait en principe,
à Gœttingue, l'*insensibilité absolue* des tendons, deux chirurgiens très-habiles, Morand et Jean-Louis Petit, affirmaient,
à Paris, que non-seulement les tendons sont *sensibles*, mais
que certaines de leurs lésions pouvaient être suivies des
plus vives douleurs.

« J'ai rapporté, je pense, disait Haller, autant d'expé-
« riences qu'il en fallait pour prouver qu'on coupe, qu'on
« brûle et qu'on détruit sans douleur les tendons de l'homme
« et de l'animal, et que, par conséquent, les tendons sont
« dépourvus de sentiment [3]. »

Et Morand disait : « On sera peut-être étonné de voir un

1. Je dis *à peu près tous*. Il faut excepter, en effet, Laghi, qui avait déjà
vu les nerfs des tendons, Lamberti, Whytt, Lorry, etc., et particulièrement un physiologiste que j'ai grand plaisir de nommer ici, Antoine Tan-
don, grand-oncle maternel de notre savant confrère M. Moquin-Tandon.
(Voyez Housset, *Mém. de physiolog. et d'hist. nat.*, t. Ier, p. 95 et suiv.).

2. Ou *à peu près tous*. Haller cite, en effet, une observation très-intéressante
et fort détaillée de Farjon, chirurgien de Montpellier, observation où quelques
tendons, mis à découvert par une large plaie de la jambe, ont pu être pincés,
piqués, brûlés, sans que le malade éprouvât aucune douleur; mais Haller,
qui ne songeait pas encore à la différence du tendon sain au tendon malade,
ne remarque pas que Farjon dit expressément qu'il « avait reconnu que les
« tendons étaient dans leur état naturel par leur couleur, leur consistance
« et par le mouvement dans lequel ils étaient, lorsqu'il faisait fléchir le pied
« et étendre les orteils. » (Haller, *Mém. sur la nature sensib. et irritab. du
corps animal*, t. I, p. 134. Lausanne, 1756.)

3. Haller (Mém. ci-dessus cités, t. I, p. 136).

« aussi grand nombre de blessures de cette espèce (il s'agit
« de tendons et de membres *arrachés*) rassemblées dans
« ce mémoire; mais ce qui, à mon gré, est bien plus éton-
« nant, c'est qu'en général elles sont moins suivies d'acci-
« dents *que la simple piqûre du tendon, qui est souvent
« mortelle.* Voilà huit personnes blessées de cette façon,
« guéries assez promptement, et il n'y en a qu'une qui ait
« éprouvé quelques accidents. Il y eut des douleurs épou-
« vantables les premiers jours, etc. [1] »

Jean-Louis Petit, cet observateur si judicieux et si clair-
voyant, a inséré, dans les volumes de notre Académie, deux
observations, l'une sur un cas de rupture complète du *tendon d'Achille*, et l'autre sur un cas de rupture incomplète
de ce même *tendon*.

A propos de la première, Jean-Louis Petit dit : « Je finis
« cette observation en faisant remarquer que le malade n'a
« senti aucune douleur en se cassant les tendons, ni dans la
« suite pendant tout son traitement [2]; » et, à propos de la
seconde, il dit : « De cela seul que le tendon d'Achille est
« rompu entièrement, il n'arrive aucun accident;....... et
« de cela seul que ce tendon n'est rompu ou cassé qu'en
« partie, il doit nécessairement survenir de fâcheux symp-
« tômes; c'est ce que j'ai presque toujours remarqué dans
« la rupture ou coupure incomplète des tendons des autres
« parties : la douleur, l'inflammation, la fièvre, le délire et
« la gangrène qui y surviennent quelquefois, rendraient
« cette maladie presque toujours mortelle sans le secours de
« l'art [3]. »

1. *Mém. de l'Acad. roy. de Chirurgie*, t. II, p. 64.
2. *Mém. de l'Acad. roy. des Sciences*, an. 1722, p. 55.
3. *Ibid.*, an. 1728, p. 235.

Jean-Louis Petit nous explique ensuite, par une analyse anatomique parfaite, comment, dans le cas de rupture *complète*, il n'y a jamais *douleur*, parce qu'il n'y a jamais *tiraillement*, et comment, au contraire, dans le cas de rupture *incomplète*, il y a toujours *tiraillement* et par suite toujours *douleur*.

Je laisse, à regret, cette analyse, qui m'éloignerait trop de mon sujet; je me borne à ajouter que les deux observations de Jean-Louis Petit, comparées l'une à l'autre, furent pour moi le trait de lumière. Je vis tout de suite d'où provenait la divergence des physiologistes et des chirurgiens. Les physiologistes, opérant sur un tendon sain et normal, ne le trouvaient point *sensible*; et les chirurgiens, opérant sur un tendon déchiré, tiraillé, enflammé, le trouvaient *sensible*.

Il ne s'agissait plus que de confirmer cette interprétation par l'expérience. Je provoquai donc, sur différents animaux, l'inflammation du tendon d'Achille par des piqûres, par des tiraillements, par des coupures; et dès lors tout fut expliqué et concilié. Toutes les fois que j'opérais sur un tendon sain, je ne trouvais aucune *sensibilité*, et toutes les fois que j'opérais sur un tendon tuméfié et enflammé, je trouvais la *sensibilité* la plus vive.

Toujours emporté par d'autres travaux, j'ajournai sans cesse la publication de celui-là.

Je le publie aujourd'hui, après avoir recommencé mes expériences [1].

Sur différents animaux (chiens, lapins, cochons d'Inde),

1. *Comptes-Rendus*, séance du 3 mars 1856, p. 421.

j'ai provoqué l'inflammation du tendon d'Achille par des piqûres et des coupures; et tout cela, bien entendu, sans le moindre signe de *douleur* ni de *sensibilité.*

Au bout de huit jours, j'ai trouvé, du moins en général, le tendon rouge, grossi, enflammé; je l'ai pincé alors, et toutes les fois que les signes d'inflammation étaient manifestes [1], les signes de *douleur* et de *sensibilité* l'ont été aussi.

J'ai répété ces expériences à plusieurs reprises, et par séries successives d'animaux opérés ensemble; je ne reproduirai ici que deux de ces séries.

Dans la première, sur six cochons d'Inde, dont le tendon d'Achille avait été soumis aux irritations indiquées, quatre ont manifesté une *sensibilité* très-vive, chaque fois que leur tendon, rouge et tuméfié, a été pincé [2].

Dans la seconde srie, sur cinq cochons d'Inde, à tendon d'Achille préalablement irrité, quatre ont manifesté la plus vive douleur, chaque fois que le tendon a été pincé [3].

Pour avoir simultanément sous les yeux les deux effets opposés qui nous occupent, j'ai fait mettre à nu, sur ces quatre animaux, le *tendon sain* et le *tendon enflammé.* Une plaque de verre a été placée ensuite sous chacun de ces deux tendons pour l'isoler complétement des parties voisines et sous-jacentes.

1. Ou m'ont paru tels. En effet, il y a ici quelque difficulté pour bien juger de l'état du tendon après une irritation préalable : si l'inflammation n'est pas encore née, bien qu'il soit déjà tuméfié, il n'y a pas douleur; et si l'inflammation commence à s'éteindre, il n'y a plus douleur.

2. Les deux autres cochons d'Inde ont été impassibles. Voyez la note précédente.

3. Le cinquième cochon d'Inde a été impassible. Voyez les deux notes précédentes.

Après quoi, on a pincé, piqué, coupé, brûlé avec l'acide nitrique, avec l'acide sulfurique, le tendon sain, et l'animal n'a ni crié ni bougé. On a pincé le tendon enflammé, et à chaque pincement, l'animal a jeté un cri. C'était une chose frappante, et une épreuve bien décisive que cette comparaison immédiate, que cette *impassibilité* absolue de l'animal, tant qu'on n'agissait que sur le tendon normal et sain, et que les mouvements impétueux, les cris de ce même animal dès qu'on agissait sur le tendon malade.

Le fait est donc démontré : le tendon sain est dépourvu de *sensibilité*, et le tendon enflammé a une *sensibilité* très-vive.

§ III. — De la sensibilité de la dure-mère, des ligaments et du périoste.

On vient de voir que les *tendons*, qui sont complétement insensibles à l'état normal, prennent, ou, plus exactement, manifestent une sensibilité très-vive à l'état d'irritation ou d'inflammation [1].

Après m'être bien assuré de cette loi physiologique, qui dissimule ou cache la sensibilité dans le tendon à l'état sain, et qui l'y démasque à l'état malade, je me suis occupé de la dure-mère.

Sur l'insensibilité de la *dure-mère*, Haller n'est pas moins absolu que sur celle des tendons. Il dénie à la dure-mère toute espèce de sensibilité.

« J'ai fait plus de cinquante expériences, dit-il, sur la « dure-mère.... Elles ont toutes réussi avec la même évi-

---

1. Voyez les *Comptes-Rendus*, t. XLIII, p. 639.

« dence, et sans laisser de place à un doute raisonnable :
« je les crois suffisantes pour démontrer que la dure-mère
« est insensible [1]. »

A la suite de ses propres expériences, il cite celles de ses
élèves, Zinn, Zimmermann, Lœber, Walstorf, etc., toutes
conformes aux siennes ; mais il est obligé de citer aussi
celles de Lecat, Whytt, Laghi, Lorry, etc., qui toutes leur
sont contraires.

Quoique Haller se vante du nombre de ses expériences
sur la dure-mère, il est probable que j'en ai fait beaucoup
plus que lui, non, à la vérité, pour la dure-mère elle-même,
mais pour arriver, par la dure-mère, jusqu'au cerveau ; et
voici le résultat général de ce que j'ai vu.

Jamais, ni sur les oiseaux, ni sur les lapins ou les cochons
d'Inde, je n'ai trouvé la dure-mère sensible. Sur les chiens,
je l'ai trouvée tantôt sensible, et tantôt insensible ; et je ne
suis pas le seul physiologiste à qui cela soit arrivé. « J'ai
« souvent vu, dit M. Magendie, la dure-mère d'une sensi-
« bilité très-vive, particulièrement au voisinage des si-
« nus [2]. »

Ainsi, la dure-mère, à la différence des tendons, est quelquefois sensible, du moins dans certains animaux, même à
l'état normal.

A l'état d'irritation ou d'inflammation, elle l'est toujours,
comme les expériences suivantes vont le faire voir.

---

1. *Mém. sur les parties sens. et irrit. du corps animal*, t. I, p. 156.
2. Voyez son édition du *Traité des membranes* de Bichat, p. 153. Un des
élèves d'Haller avait été témoin d'un fait semblable. « On a cité avec em-
« phase, s'écrie Haller, la conversion d'un de mes élèves...; c'est M. Ram-
« speck... Il croit avoir vu effectivement un chien marquer du sentiment,
« quand on lui attaquait la dure-mère!... » (*Mém. sur les part. sens. et
irrit. du corps animal*, t. IV, p. 65.)

J'avouerai d'abord que je n'ai pas réussi tout de suite à provoquer un certain état d'inflammation dans la dure-mère. De simples excitations mécaniques, des piqûres, des déchirures, des incisions, etc., n'y suffisaient pas. Enfin, j'ai imaginé de recourir à l'emploi d'une poudre épispastique [1]; et bientôt l'inflammation a paru, et, avec l'inflammation, une sensibilité constante et très-vive.

Après avoir fait trépaner plusieurs chiens, j'ai fait appliquer immédiatement sur la dure-mère une couche de pommade épispastique.

Au bout de 20 ou 24 heures, la dure-mère a paru rouge, épaissie, enflammée : on l'a très-légèrement piquée, ou plutôt à peine touchée, et l'animal s'est agité ; on l'a piquée plus rudement, et l'animal a poussé des cris très-vifs.

Sur quelques-uns de ces animaux, la dure-mère a été ouverte et le cerveau mis à nu : on a piqué la dure-mère enflammée et l'animal s'est violemment agité ; on a piqué le cerveau et l'animal est resté immobile : contraste curieux et profondément instructif! D'une part, la sensibilité très-vive de la dure-mère aux moindres excitations, et, de l'autre, l'impassibilité absolue du cerveau, même sous les excitations les plus fortes, tant qu'on ne dépassait pas certaines limites, bien entendu : limites que j'ai, le premier, marquées à l'impassibilité de cet organe [2].

Sur un de ces chiens en particulier, à côté de la première couronne de trépan, qui m'offrait la dure-mère enflammée,

---

1. De la poudre de cantharides.

2. Voyez, sur ce point, mon livre intitulé : *Recherches expérimentales sur les propriétés et les fonctions du système nerveux*, et la première partie de ce volume-ci.

j'en ai fait pratiquer une seconde, qui m'a offert la dure-mère à l'état sain.

On pouvait alors piquer, à côté l'une de l'autre, la portion de dure-mère enflammée et la portion de dure-mère à l'état sain; et selon qu'on piquait l'une ou l'autre, ou l'animal souffrait, criait et s'agitait, ou l'animal ne sentait rien : sous l'une et l'autre des deux portions, le cerveau était également impassible.

Je passe à mes expériences sur les *ligaments*.

J'avais déjà fait, il y a longtemps, quelques expériences sur le ligament de la rotule, ou *tibio-rotulien*.

Ce ligament est parfaitement insensible à l'état normal, comme le *tendon d'Achille*, dont je parlais tout à l'heure; et, comme le tendon d'Achille, il prend ou manifeste une sensibilité très-vive, lorsque, par des excitations prolongées (piqûres, déchirures, incisions, etc.), on l'a porté à un certain degré de rougeur et d'inflammation.

J'ai imaginé de faire appliquer une couche de pommade épispastique sur ce ligament. Vingt ou vingt-quatre heures après, ce ligament a manifesté une sensibilité extrême.

J'ai fait appliquer une pareille couche de pommade épispastique sur le tendon d'Achille; et vingt ou vingt-quatre heures après, la sensibilité de ce tendon a été également excessive, extrême.

Dans ces deux cas, je n'agissais que sur un *ligament*, que sur un *tendon*, et pourtant qui n'en eût pas été averti aurait certainement pu croire, aux cris de l'animal, que j'agissais sur les parties les plus sensibles du corps vivant, sur les parties sensibles par excellence, et les seules qui le soient par elles-mêmes, c'est-à-dire sur les *nerfs*.

J'arrive au *périoste*.

Tout ce que je venais de voir m'avait singulièrement étonné, et certes en avait bien le droit : ce que m'a offert le périoste m'a plus étonné encore.

S'il est une partie, une membrane, qui soit naturellement, constamment, continuellement insensible, que chacun sache être insensible, c'est, sans contredit, le périoste.

J'ai fait découvrir, sur plusieurs chiens [1], le périoste à la face antérieure et interne du tibia, là où le périoste est seul. J'ai fait ensuite appliquer immédiatement sur ce périoste, mis à nu, une couche de pommade épispastique.

Quinze, vingt ou vingt-quatre heures après, l'épispastique a été enlevé, et le périoste s'est montré rouge et un peu gonflé.

On l'a piqué alors, on l'a incisé ; et, à chaque piqûre, à chaque incision, l'animal a poussé des cris aigus.

Toutes ces expériences sont nettes et décisives. Toutes parlent. Toutes accusent la sensibilité des parties fibreuses et tendineuses, latente ou cachée à l'état sain, et manifeste, patente, excessive à l'état malade. Une grande contradiction de la science disparaît donc enfin ! Ces mots : douleurs de la goutte, des rhumatismes articulaires, des os, etc., ont enfin un sens ; je dis un sens *physiologique*, car tant que les parties, siége de ces douleurs, passaient pour être absolument insensibles, ces mots n'en avaient pas. Comment expliquer l'existence de la douleur, et des plus cruelles douleurs, avec des parties insensibles ?

1. Toutes ces expériences ont été faites et répétées bien des fois, quoique je n'en cite ici, selon ma coutume, que quelques-unes.

Haller n'a donc vu que l'état normal, que l'état sain[1]. Toutes ses expériences ne se rapportent qu'à cet état. Au fond, et quoi qu'il en ait dit, lui et son école, laquelle, sur ce point, domine depuis un siècle, il n'y a point de partie absolument *insensible* dans le corps vivant.

La *sensibilité* est partout ; et, dans les parties même (les *tendons*, les *ligaments*, la *dure-mère*, le *périoste*) où, habituellement, elle est le plus obscure, il suffit d'un degré d'irritation ou d'inflammation donné, pour la faire passer aussitôt de l'état latent et caché à l'état patent et manifeste.

---

[1]. Je ne parle point ici du périoste interne ou *membrane médullaire*, parce qu'Haller déclare ne l'avoir point soumis à l'expérience (Voyez ses *Mém. sur les part. sensib. et irritab. du corps animal*, t. IV, p. 87). Pour moi, je l'ai toujours trouvé *très-sensible*, je dis *très-sensible* à l'état normal ; et, bien longtemps avant moi, Duverney, le père de l'anatomie comparée moderne, avait vu et dit tout ce qu'on peut en voir et en dire : « Quant au sentiment de la « moelle, dont on a fort douté, on voit, par les expériences que j'en ai faites, « qu'il est très-vif et très-exquis. » (*Mém. de l'Acad. des sciences*, an. 1700, p. 15.)

NOTE III

NOUVELLES EXPÉRIENCES SUR LES DEUX MOUVEMENTS
DU CERVEAU, LE RESPIRATOIRE ET L'ARTÉRIEL.

Rien n'est plus connu que le mouvement du cerveau. Ce mouvement se fait sentir très-distinctement à la *fontanelle* des enfants.

Mais ce mouvement n'est pas simple ; il n'y a pas un seul mouvement du cerveau, il y en a deux : l'un qui dépend du mouvement des artères, et je l'appelle *artériel*, l'autre qui dépend du mouvement de la respiration, et je l'appelle *respiratoire*.

I. *Mouvement respiratoire du cerveau.*

Le mouvement respiratoire du cerveau a été le sujet de très-beaux mémoires de Schlichting, d'Haller et de Lamure.

Schlichting vit le rapport qui lie le mouvement du cerveau aux mouvements de la respiration [1]. Haller [2] et Lamure [3] virent aussi ce rapport, et, de plus, ils en trouvèrent la

1. *De motu cerebri* (*Mém. de l'Acad. des sciences*, Sav. étr., t. I, p. 113).
2. *Elementa physiologiæ*, t. IV.
3. *Recherches sur les causes du mouvement du cerveau*, etc. (*Mém. de l'Acad. des sciences*, 1749.)

9.

cause dans le *flux* et le *reflux* alternatifs du sang veineux.

Dans l'expiration, le sang *reflue* de la veine cave supérieure dans les veines jugulaires, des veines jugulaires dans les veines du cerveau, et le cerveau se gonfle [1]. Dans l'inspiration, au contraire, le sang est *aspiré*, et par suite *flue* ou coule des veines du cerveau dans les veines jugulaires, des veines jugulaires dans la veine cave supérieure, et le cerveau s'affaisse [2].

Je me suis occupé, à mon tour, du mouvement respiratoire du cerveau, et j'ai fait voir que la véritable, la principale source du sang veineux, qui, par son *reflux*, produit le gonflement du cerveau, n'était pas dans les veines jugulaires et vertébrales, comme l'avaient cru Haller et Lamure, mais dans les grands sinus des vertèbres.

J'ai donné tout le détail de mes recherches sur le mouvement respiratoire du cerveau dans le xxie chapitre de mon livre sur le système nerveux [3], et j'y reviendrai tout à l'heure.

Je passe au mouvement artériel.

II. *Mouvement artériel du cerveau.*

Pour bien voir ce *mouvement*, il faut faire l'expérience sur un animal assez gros, comme le chien, par exemple.

On n'a qu'à trépaner un chien sur l'os frontal, et l'on voit aussitôt, soit qu'on respecte la dure-mère, soit qu'on l'ouvre [4],

1. Ou s'élève, car il ne peut pas se gonfler sans s'élever.
2. Ou s'abaisse, car il ne peut pas s'affaisser sans s'abaisser.
3. *Recherches expérimentales sur les propriétés et les fonctions du système nerveux*, etc., 2e édition, p. 340.
4. Mais plus complétement quand on l'a ouverte.

un mouvement, un *battement* du cerveau qui répond, coup pour coup, au battement des artères.

Sur un chien, j'ai compté, à plusieurs reprises, 68 mouvements du cerveau par minute, et 68 battements de l'artère crurale. Le nombre des mouvements de la respiration du thorax n'était que de 24.

Sur un second chien, on a compté 20 mouvements du thorax, 80 mouvements artériels du cerveau, et 80 pulsations de l'artère crurale.

Une heure après l'opération, le nombre des battements du cerveau sur ce dernier chien était de 104, ainsi que celui des battements de l'artère; le nombre des mouvements du thorax était toujours de 20.

Je n'ai pas besoin d'ajouter que, sur ces deux chiens, indépendamment du *mouvement artériel* du cerveau, du mouvement qui répond au battement des artères, on voyait aussi, et très-nettement, le *mouvement respiratoire*, e mouvement qui répond aux mouvements du thorax. Sur le premier chien, le nombre des *mouvements respiratoires* du cerveau était de 26 par minute, comme celui des mouvements du thorax; et sur le second, il était de 20, comme celui du thorax encore.

Les deux mouvements du cerveau sont donc très-distincts : l'*artériel* répond au mouvement des artères, et n'est point influé par la respiration; le *respiratoire* répond aux mouvements de la respiration, et il est toujours influé par eux, de telle sorte, par exemple, que plus l'inspiration est forte, plus le cerveau s'affaisse, et que plus l'expiration est forte, plus il se gonfle.

J'ai obtenu sur des lapins les mêmes résultats que sur

les chiens; et j'ai vu, de même, les deux mouvements du cerveau : celui qui répond aux artères, et celui qui répond à la respiration.

J'ai compté sur un lapin, immédiatement après l'application du trépan, 80 mouvements artériels du cerveau par minute, et 80 pulsations de l'artère crurale.

Sur ce même lapin, on comptait 32 *mouvements respiratoires* du cerveau, et 32 mouvements du thorax.

Haller a très-bien distingué les deux mouvements du cerveau, soit dans ses expériences sur des chiens, soit dans ses observations sur la fontanelle des enfants. Il a, de plus, fait la remarque très-juste que le *mouvement* artériel est constant, tandis que le respiratoire ne l'est pas [1]. Le premier ne manque, en effet, jamais; le second manque quelquefois pendant un ou même pendant deux ou trois [2] mouvements du thorax.

« Quand on a séparé la dure-mère du cerveau, on peut y
« apercevoir, dit Haller, deux mouvements différents. Le
« premier vient de la pulsation des artères du cerveau; ce
« mouvement est petit et va extrêmement vite. L'autre suit
« les périodes de la respiration. Le cerveau se gonfle et
« monte pendant l'expiration; il s'affaisse et descend, quand
« l'animal inspire [3]. »

J'ai eu, il y a quelques années, l'occasion d'observer le phénomène qui m'occupe sur l'homme lui-même, sur deux blessés, frappés tous deux d'une balle au front, et de

---

1. *Elementa physiologiæ*, t. **IV**, p. 176.
2. Ou même plus.
3. *Mém. sur la nat. sens. et irrit. des parties du corps anim.*, t. **I**, p. 172.

telle manière, que, sur l'un, la balle avait pénétré dans le cerveau, tandis que, sur l'autre, la balle s'était bornée à enfoncer la peau et l'os frontal.

Sur le premier de ces deux blessés, on comptait 26 respirations par minute, et 72 mouvements du cerveau, ainsi que 72 pulsations de l'artère radiale.

On comptait, sur le second, 26 respirations, 80 battements au cerveau et 80 pulsations à l'artère radiale.

III. *Causes du mouvement respiratoire du cerveau.*

J'ai dit, en commençant cette Note, que la véritable, la principale cause du mouvement respiratoire du cerveau n'était pas dans les veines jugulaires et vertébrales, comme l'avaient pensé Haller et Lamure, mais dans les deux grands sinus des vertèbres. Je crois devoir reproduire ici quelques-unes des expériences, sur lesquelles je fonde cette assertion.

Évidemment, si le mouvement respiratoire du cerveau tenait aux veines jugulaires et vertébrales, il devrait suffire de lier ou de couper ces veines pour que ce mouvement cessât. Mais il n'en est rien; on peut lier, on peut couper ces veines : le mouvement du cerveau continue.

J'ai ouvert, j'ai lié, sur plusieurs lapins, les veines jugulaires et les vertébrales : dans tous ces cas, le mouvement du cerveau s'est de plus en plus affaibli ; mais, quoique de plus en plus faible, il a toujours subsisté [1].

1. Du moins, tant que l'animal a conservé assez de sang pour respirer et pour vivre. Et, dans tous ces cas, comme on le verra bientôt, après la mort de l'animal, le thorax ayant été comprimé, le mouvement du cerveau a recommencé.

Voilà ce que j'ai vu, et, chose fort singulière (car cela détruit en effet toute son explication, cette explication qu'Haller et lui se sont si vivement disputée), ce que Lamure lui-même avait vu.

« Ayant coupé, dit-il, les veines jugulaires, ayant plongé
« le scalpel dans l'intervalle des deux apophyses transverses
« des vertèbres du cou pour couper les veines vertébrales,
« le mouvement du cerveau subsistait encore aussi sensible
« qu'auparavant[1]. »

La véritable, la principale source du sang qui, par son afflux pendant l'expiration, meut le cerveau, le soulève, le gonfle, n'est donc pas dans les veines jugulaires et vertébrales, ou du moins n'y est pas uniquement. Où donc cette source est-elle?

Lamure avait déjà remarqué que, si l'on comprime le thorax sur un animal mort, on voit aussitôt les mouvements du cerveau qui renaissent.

« L'animal étant mort, dit Lamure, je lui soufflai dans
« les narines, en comprimant en même temps le thorax;
« le cerveau s'éleva très-sensiblement, mais je m'aperçus
« que la même chose arrivait en ne faisant autre chose
« que comprimer et relâcher alternativement les côtes.
« Par cette manœuvre, les mouvements du cerveau parais-
« saient dans l'animal mort aussi sensibles que dans le
« vivant. Lorsque je comprimais les côtes, le cerveau
« s'élevait; lorsque je les abandonnais à elles-mêmes, il
« s'abaissait[2]. »

J'ai répété l'expérience de Lamure, et c'est en la répétant

1. *Recherches sur la cause des mouvements du cerveau*, etc.
2. *Idem.*

que je suis parvenu à démêler enfin la vraie cause des mouvements du cerveau.

Si, sur un animal mort, on comprime et relâche alternativement le thorax, le cerveau ayant été préalablement mis à nu, on voit le cerveau s'élever et s'abaisser alternativement.

Il s'élève pendant la compression du thorax, compression qui répond à l'expiration; il s'abaisse pendant le relâchement du thorax, relâchement qui répond à l'inspiration.

De plus, à chaque compression du thorax, on voit le cerveau se gonfler, et tous ses *vaisseaux veineux* se remplir de sang.

La compression du thorax produit donc une véritable injection de tous les *vaisseaux veineux* du cerveau. Et cette injection de tous les *vaisseaux veineux* du cerveau est la *cause principale* du mouvement ou gonflement respiratoire du cerveau.

Mais d'où vient ce sang veineux que la compression du thorax pousse dans le cerveau?

Voici une expérience qui nous l'apprend.

Je liai les deux veines jugulaires primitives sur un lapin. Le lendemain de l'opération l'animal vivait encore.

Le cerveau était très-tuméfié.

On ne voyait plus les mouvements de ce viscère pendant la respiration ordinaire; et même quand on gênait la respiration, ces mouvements reparaissaient à peine.

J'ouvris les deux veines jugulaires; presque aussitôt le cerveau se dégonfla; les yeux et surtout les paupières internes, qui étaient sorties de l'orbite, y rentrèrent; la respiration fut plus libre, et les mouvements du cerveau, qui avaient presque disparu, reparurent.

Je laissai l'animal mourir d'hémorragie ; et le mouvement du cerveau, quoique de plus en plus faible, subsista jusqu'aux derniers efforts respiratoires de l'animal.

A peine l'animal fut-il mort, que j'ouvris les deux veines vertébrales : une certaine quantité de sang s'en écoula encore.

Enfin, quand tout écoulement de sang, soit par les veines jugulaires, soit par les vertébrales, fut arrêté, je comprimai les parois du thorax. Les premiers efforts de compression ne produisirent aucun effet ; mais bientôt, à chaque compression du thorax, je vis le cerveau s'élever ou se gonfler, et à chaque relâchement du thorax, je le vis s'abaisser.

J'ouvris alors, sur ce lapin même, le canal vertébral dans la région lombaire. Je coupai, je soulevai la moelle épinière et j'ouvris les sinus vertébraux. Il s'en écoula aussitôt une grande quantité de sang, quoique l'animal en eût déjà perdu beaucoup par l'ouverture des veines jugulaires et vertébrales. Je fis suspendre l'animal par la tête, et l'hémorragie des sinus, qui s'était arrêtée, reparut. Enfin quand je supposai les sinus à peu près vides, je fis recommencer la compression du thorax ; et cette fois je la fis recommencer en vain : les mouvements du cerveau ne furent plus reproduits.

J'ai répété plusieurs fois cette expérience, et toujours le résultat a été le même.

La véritable source du sang veineux, qui, par son reflux, produit le gonflement du cerveau (pendant la compression du thorax, quand l'animal est mort, et, quand l'animal vit, pendant l'expiration), est donc dans les deux grands sinus des vertèbres.

IV. *Disposition des sinus vertébraux.*

Dans le lapin, animal sur lequel les expériences qui précèdent ont été faites, les deux sinus vertébraux règnent tout le long du canal vertébral, de chaque côté du corps des vertèbres.

Pendant tout ce long trajet, ils communiquent l'un avec l'autre par une suite de sinus moyens. Chaque sinus moyen est placé sur le corps même de chaque vertèbre. Enfin, arrivés au cerveau, les deux longs sinus vertébraux se continuent avec les sinus de la base du crâne.

Pendant ce long trajet encore, on voit sortir de chaque sinus vertébral, par chaque trou de conjugaison, toutes les veines de la colonne vertébrale. Pour ce qui est des veines dorsales en particulier, lesquelles concourent surtout au phénomène qui nous occupe, ces veines vont directement des sinus vertébraux à la veine *azygos*[1], de la veine *azygos* à la veine cave supérieure, et de la veine cave supérieure à l'oreillette droite du cœur.

Ainsi donc, pendant l'expiration (ou, sur l'animal mort pendant la compression du thorax), le sang reflue du thorax, par les veines dorsales ou thoraciques, dans les sinus vertébraux, et des sinus vertébraux jusque dans les

---

1. Ajoutez que ni la veine *azygos*, ni les *sinus vertébraux* n'ont de valvules, ce qui permet au sang de refluer de la veine *azygos* dans les sinus vertébraux, et des sinus vertébraux dans les sinus du crâne.

De plus, outre la veine *azygos*, il y a, dans le lapin, deux *demi-azygos*, une de chaque côté. Chaque veine *demi-azygos* se rend dans la veine cave supérieure de son côté.

sinus du crâne, et des sinus du crâne jusque dans les veines propres du cerveau; et c'est par ce reflux que le cerveau se gonfle. Pendant l'inspiration, au contraire (et sur l'animal mort pendant le relâchement du thorax), le sang reprend son cours des veines du cerveau dans les sinus du crâne, des sinus du crâne dans les sinus vertébraux, des sinus vertébraux dans les veines du thorax, des veines du thorax dans l'oreillette droite du cœur, et le cerveau s'affaisse.

L'action des sinus vertébraux, action inaperçue jusqu'ici, est donc la première et la principale cause du mouvement du cerveau qui répond à la respiration, du *mouvement respiratoire* de cet organe.

NOTE IV

DE LA CIRCULATION NERVEUSE.

—

I. — *De la sensibilité récurrente.*

J'ai reproduit, avec le plus grand soin, la belle expérience, encore aujourd'hui contestée, de M. Magendie sur la *sensibilité récurrente.* [1]

Si l'on coupe la *racine antérieure* d'un nerf, cette *racine*, qui donnait auparavant des signes de sensibilité dans toute son étendue, n'en donne plus que par son bout périphérique : le bout médullaire est devenu insensible.

La sensibilité de la *racine antérieure* lui vient donc de la *racine postérieure* et non de la moëlle.

Ce n'est pas tout. Si, laissant la *racine antérieure* intacte, on coupe la *postérieure*, la sensibilité de la *racine antérieure* est aussitôt perdue.

C'est donc, encore une fois, de la *racine postérieure* que vient la sensibilité de la *racine antérieure.*

[1]. Voyez le volume que je viens de publier sous ce titre : *Éloge historique de F. Magendie, suivi d'une Discussion sur les titres respectifs de MM. Bell et Magendie à la découverte des fonctions distinctes des racines des nerfs,* Paris, 1856.

Mais comment en vient-elle? Évidemment par retour, par *circuit*, ou du moins par *demi-circuit*. Et ce retour, ce *demi-circuit* ne se fait pas immédiatement.

On peut couper le nerf total, le nerf mixte, le nerf résultant de la jonction des deux racines, après le point de jonction ; M. Magendie l'a coupé 4 lignes, 6 lignes après ce point, et la sensibilité de la *racine antérieure* a été également perdue. [1]

Le retour ne se fait donc pas immédiatement ; il ne se fait que loin, très-loin, et par les extrémités mêmes des nerfs, comme le retour du sang des artères aux veines ne se fait qu'aux extrémités mêmes des veines et des artères.

II. — *De lo perméabilité de la moelle épinière à tous les sens de l'irritation.*

Avant moi, on croyait que les irritations de la moëlle épinière allaient toujours de *haut en bas* et ne *remontaient* jamais. C'était l'opinion d'Haller [2], de Bichat [3], de tous les physiologistes.

Voici l'expérience que je fis pour démontrer le contraire.

Je mis à nu, sur un pigeon, toute l'étendue de moëlle épinière comprise entre les deux renflements (*antérieur* et *postérieur*).

1. Voyez mon volume cité ci-dessus.
2. Medullâ spinali irritatâ, omnes artus convelluntur qui *infrà* eam sedem nervos accipiunt ; neque contrà artus qui *suprà* sedem irritationis ponuntur (*Elementa physiologiæ*, t. IV, p. 325. Lausanne, 1766).
3. « L'influence nerveuse ne se propage que de la partie supérieure à l'in« férieure, et *jamais en sens inverse.* » (*Anatomie générale*, t. III. p. 277, 1re édition).

Lorsque j'irritais à une égale distance des deux renflements, les contractions se manifestaient également aux jambes et aux ailes.

Lorsque, au contraire, j'irritais en deçà ou au-delà de ce point mitoyen, les convulsions prédominaient, ou même, si l'irritation était légère, se bornaient aussitôt aux jambes ou aux ailes, selon que le point irrité était plus voisin des unes ou des autres. [1]

Je prie qu'on veuille bien analyser cette expérience.

1° Lorsque j'irrite le point mitoyen entre les deux renflements, l'irritation va également à l'un et à l'autre, à l'*antérieur* comme au *postérieur*. Elle *remonte* et *descend* donc avec une facilité toute pareille.

2° Lorsque j'irrite plus près du renflement *antérieur*, l'irritation se fait plus sentir à ce renflement ; lorsque j'irrite plus près du renflement *postérieur*, elle se fait plus sentir au renflement *postérieur*.

La *perméabilité* de la moëlle épinière est donc complète : elle est perméable en tous sens, au cours *ascendant* comme au cours *descendant* : au cours *rétrograde* comme au cours *progressif* de l'irritation. Entre ces deux cours nulle différence.

Mais poursuivons. Notre expérience prouve bien plus encore.

Très-faible, l'irritation s'arrête au renflement *postérieur* (si c'est celui-là que j'excite) ; plus forte, elle s'étend jusqu'à l'*antérieur* (bien que ce ne soit toujours que le *pos-*

---

1. Voyez mon livre intitulé *Recherches expérimentales sur les propriétés et les fonctions du système nerveux*. Paris, 1824, p. 112 et 113.

térieur que j'excite); plus forte encore, elle ébranlerait tout l'être.

C'est donc bien d'elle-même et d'elle seule, c'est de son propre et unique fonds, que la moëlle épinière tire sa force de *dispersion* de l'irritation.

III. — *De l'action réflexe considérée comme cas général.*

En 1822, dès mon premier mémoire lu à l'Académie, je fis connaître les effets singuliers de l'ablation du cerveau proprement dit (*lobes* ou *hémisphères cérébraux*).

L'animal qui a perdu ses lobes a perdu aussitôt toute perception, toute faculté intellectuelle, toute volition.

Il a perdu toute volition, toute volonté, et il n'en conserve pas moins la régularité la plus parfaite de ses mouvements; il marche, il vole quand on l'y pousse; il s'agite quand on l'irrite; si lui on pince une patte, il la retire; la queue, il l'agite, etc. En un mot, il a tous ses mouvements et n'a plus sa volonté. [1]

Je dis que voilà le premier exemple du grand *mouvement réflexe*.

A la vérité, je n'employai pas ces mots : *mouvement réflexe;* je me contentai du mot reçu de *sympathie nerveuse.*

Voici comment je m'exprimai :

« En interceptant, par des sections transversales, deux ou
« plusieurs portions de moëlle épinière, on établit inconti-

---

1. Voyez mon livre intitulé *Recherches expérimentales sur les propriétés et les fonctions du système nerveux.* Paris, 1824, p. 29 et suivantes. — Voyez aussi, ci-devant, p. 78.

« nent deux ou plusieurs centres d'irritation. Pareillement,
« en détachant un nerf de la moëlle épinière, on localise
« incontinent les irritations aux seuls nerfs unis avec lui.

« C'est donc par la moëlle épinière que s'effectue la dis-
« persion, ou, si l'on veut, la *généralisation* des irrita-
« tions : généralisation qui constitue précisément ce que les
« physiologistes ont appelé *sympathies nerveuses.*

« Communément on attribue ces sympathies au CERVEAU.
« Leur siége réel est la MOELLE ÉPINIÈRE ; le cerveau ne fait
« que les percevoir.

« La moëlle épinière est donc l'organe ou l'instrument
« des *sympathies générales ;* les nerfs ne sont que des
« instruments de *sympathies partielles.* [1] »

IV. — *De l'action réflexe considérée comme cas particulier.*

La tête (ou, ce qui revient ici au même, le *cerveau proprement dit*) étant retranchée à un animal, je pince la patte
ou la queue de cet animal, et l'animal retire aussitôt sa
patte ou sa queue. C'est le cas si bien étudié par M. Mar-
shall Hall [2].

Que s'est-il passé dans ce cas ?

Le nerf *sensible* du point irrité, soit de la patte, soit de
la queue, a porté l'impression au point correspondant de la

1. Voyez mon livre intitulé *Recherches expérimentales sur les propriétés
et les fonctions du système nerveux.* Paris, 1824, p. 14 et 15.

2. L'auteur même de la dénomination : *Action réflexe.* Voyez le livre
qu'il a publié sous le titre d'*Aperçu du système spinal ou de la Série des
actions réflexes.* etc. Paris, 1855, p. 9 et suivantes.

moëlle épinière : de ce point l'irritation s'est communiquée au nerf *moteur*, et la patte ou la queue se sont mues.

L'action réflexe, ainsi bien comprise, est le complément de l'*action récurrente* : celle-ci fait le *retour* par les extrémités des nerfs, comme l'autre le fait par la moëlle épinière.

Les deux *demi-circuits*, *récurrents* et *réflexes*, font le circuit complet, la CIRCULATION entière.

NOTE V

DE LA SUBSTANCE GRISE.

—

Deux substances composent les centres nerveux : la substance *blanche* ou *fibreuse* et la substance *grise*.

La substance *blanche* est, à la fois, *sensible* et *motrice* ; sensible dans les faisceaux postérieurs de la moëlle épinière, *motrice* dans les faisceaux antérieurs.

La *substance grise* n'est ni *sensible* ni *motrice*; mais elle est *conductrice de sensibilité*.

Il suffit de détruire cette *substance* en un point donné de la moëlle pour que toutes les parties du corps qui reçoivent leurs nerfs de la portion de moëlle, située en arrière de ce point, perdent aussitôt toute *sensibilité*.

On peut, au contraire, couper les deux faisceaux postérieurs de la moëlle en un point, sans que la *sensibilité* des parties, situées en arrière de ce point, soit perdue ; elle y paraît même exagérée.

Ce n'est donc pas par les faisceaux postérieurs de la moëlle que se fait la transmission au cerveau des impressions reçues par les parties. Le véritable *conducteur* de ces impressions est la *substance grise* [1].

J'ai fait remarquer, il y a déjà longtemps [2], que les parties *impassibles* des centres nerveux (le cerveau et le cervelet) ont la *substance grise* en dehors et la *blanche* en dedans, tandis que les parties *sensibles* et *motrices* (la moëlle épinière, les tubercules, etc.) ont, au contraire, la *substance blanche* en dehors et la *grise* en dedans.

1. Voyez les expériences récentes de MM. Schiff, Brown-Sequard, etc.
2. Voyez mon livre intitulé : *Recherches expérimentales sur les propriétés et les fonctions du système nerveux.*

SECONDE PARTIE

COUP D'ŒIL HISTORIQUE

SUR

L'ÉTUDE ANALYTIQUE DE LA VIE

REMARQUES PRÉLIMINAIRES

Comme, dans cette histoire de *l'étude analytique de la vie*, les mots : *irritabilité, tonicité, contractilité,* reviendront souvent, il m'a paru nécessaire de donner ici un court historique de ces dénominations elles-mêmes.

§ I. — Tonicité de *Stahl*.

Stahl définit le mouvement *tonique* : « Un mou- « vement de tension et de relâchement des parties, « qui chasse le sang et les autres humeurs, les dirige « vers certains organes, etc. [1] »

1. « Motus tonicus est motus partium solidarum molliorum « densatorius et relaxatorius, ad sanguinis et reliquorum humo- « rum universalium motum, ad et per ipsas particulariter diri- « gendum, particularium humorum motum præstandum, etc. » (*De motu tonico vitali* : Halæ, 1702, p. 80.)

Il dit très-finement : « le mouvement tonique est
« un mouvement caché (*tacitus*), qui est constitué
« seulement par un état de tension un peu raide
« (*qui tensione solùm subrigidâ absolvitur*) [1]. »

Dans Stahl, la *tonicité* est le grand intermédiaire
entre l'âme et le corps. C'est par la *tonicité* que
l'âme agit sur les parties. C'est en augmentant, en
diminuant, en abolissant le *ton* des parties que
l'âme fait tout ce qu'elle fait dans l'économie animale. On a beau vouloir, en effet, tout tirer de
l'*âme* : entre l'*âme* et le *corps* il faut toujours un
intermédiaire, une *cause prochaine*, une *force vitale*
quelconque, la *vie*.

Le *ton* de Stahl fut adopté par Bordeu. « Cette
« élasticité et ces mouvements de l'organe cellu-
« laire, dit-il, entretiennent et établissent le *mou-*
« *vement tonique*, connu de Van Helmont, que Stahl
« a si bien analysé, et auquel beaucoup de physio-
« logistes ont recours dans l'explication des princi-
« paux phénomènes de l'économie animale [2]. »

Barthez fit comme Bordeu. Il adopta les *forces*
toniques de Stahl, et les définit à peu près comme
Stahl lui-même : « Les forces toniques, qui animent

---

1. *Theor. medic. ver.*, p. 662.
2. *OEuv. compl.*, p. 755.

« toutes les parties molles du corps humain, y
« opèrent, dit-il, des mouvements dont la progres-
« sion n'est pas sensible, et qui sont d'autant plus
« cachés, qu'ils forment entre les divers organes
« un état perpétuel d'oppositions extrêmement va-
« riées [1]. »

§ II. — Irritabilité de *Glisson*.

Au fond, la *tonicité* de Stahl n'était que l'*irritabilité* de Glisson. Glisson est le premier qui ait vu
cette force de *ton*, d'*énergie*, d'*action* et de *réaction*,
qui est le premier trait de la VIE. Avec l'*irritabilité*
de Glisson paraît, pour la première fois, une propriété vitale. Glisson n'eut qu'un tort, celui de ne
pas séparer l'*irritabilité* musculaire de l'*irritabilité*
générale et commune à toute fibre animale [2].

§ III. — Irritabilité d'*Haller*.

Haller fit deux pas nouveaux. D'abord, il localisa
la vraie *irritabilité*, l'*irritabilité* proprement dite,

---

1. *Nouv. élém. de la sci. de l'homme*, t. I, p. 144.
2. *Tractatus de ventriculo et intestinis.* Cap. VII, p. 147 :
De irritabilitate fibrarum. (Londini, 1677.)

dans le muscle; et puis il sépara la *sensibilité* de l'*irritabilité* : la *sensibilité* n'appartient qu'au nerf; l'*irritabilité* n'appartient qu'au muscle.

Enfin, à l'*irritabilité générale* de Glisson, à la *tonicité* de Stahl, Haller substitua l'*élasticité*, la simple *élasticité* physique, une force morte [1].

IV. — Contractilité de *Blumenbach*.

Le successeur d'Haller à Gœttingue, Blumenbach, ramena l'*irritabilité générale* de Glisson ou la *tonicité* de Stahl, sous le nom de *contractilité* [2], et la distingua très-bien de l'*irritabilité* musculaire ou *irritabilité* propre.

« La *contractilité* appartient, dit-il, au tissu mu-
« queux ou cellulaire, et ne serait pas mal appelée

1. « On a confondu l'irritabilité avec la force élastique : on
« aurait bien dû séparer une puissance vitale d'une force qui
« reste après la mort. » (*Mém. sur la nat. sensib. et irrit.*, t. IV,
p. 94.)

2. Ainsi que lui-même nous en avertit : Ipsa porro hæcce telæ
« cellulosæ se contrahendi facultas ad prima et principalia roboris
« et sanitatis fulcra referenda, et in ea *tonus* partium a Stahlio
« adeo ornatus, ponendus videtur. » (*Institutiones physiologicæ*,
p. 49. Gœttingæ, 1798.) Au reste, il croit devoir demander grâce
pour ce mot de *contractilité* qu'il imagine (« sit venia barbaræ
« voci, qua rem veteri Latio ignotam designare opportet. » *Ibid.*,
p. 32), et que Bichat (qui l'a substitué, comme il va être dit, au
mot *irritabilité*) nous a rendu depuis si familier.

« force celluleuse [1]. L'*irritabilité* n'appartient qu'à
« la fibre musculaire, et peut être appelée force
« *musculaire* [2]. Enfin, la *sensibilité* est la force du
« nerf, n'appartient qu'au nerf, et doit être appelée
« *force nerveuse* [3]. »

Toute cette analyse physiologique est très-bonne,
et Barthez a tort, quand il la combat.

« M. Blumenbach, dit-il, propose comme une
« force qui n'est pas morte, ainsi que celle de l'é-
« lasticité d'Haller, une force vitale qu'il dit être uni-
« verselle, et comme le premier degré de toutes les
« autres. C'est la *contractilité* ou le simple effort
« de tendance à la contraction, force vitale qu'il
« fait résider dans tout le tissu cellulaire, et par
« conséquent dans presque tout le corps [4]. »

« Mais, ajoute-t-il, il n'importe d'appeler force
« vive de contractilité ce que j'ai appelé, d'après

1. « *Contractilitas*, æque late ac ipse contextus mucosus, quem
« quasi animare dicenda est, per universum fere corpus regnat,
« neque male fortassis exinde *vis cellulosa* appellari posset. »
(*Mém. sur la nat. sensib. et irrit.*, t. IV, p. 32.)

2. « *Irritabilitas* (Halleriana illa, propriè sic dicta) muscu-
« lari unice fibræ competit, ideoque *vis muscularis* dicenda. »
(*Ibid.*, p. 33.)

3. Restat denique memoranda *sensibilitas*, quod unicè nervosæ
« medullæ cum senscrio communicanti conveniat, *vis nervea*
« dicta... » (*Ibid.*, p. 35.)

4. *Nouv. élém. de la sci. de l'homme*, t. I, p. 145.

« Stahl, force de mouvement tonique. On doit tou-
« jours reconnaître, d'après les faits que j'ai re-
« cueillis, que cette force agit habituellement, et
« dans les muscles, et dans des organes non mus-
« culeux, sans y produire ordinairement des mou-
« vements dont le progrès soit visible, et que, dans
« certaines circonstances, cette force opère, dans
« l'une et l'autre sorte d'organes, des mouvements
« dont le progrès est visible[1]. »

Non. Ces deux sortes d'organes, les organes *non
musculeux* et les organes *musculeux*, ne peuvent,
sous le rapport de leurs forces, être confondus. La
contractilité de Blumenbach (*tonicité* de Stahl,
élasticité d'Haller, *mouvement à progrès non visible*
de Barthez) appartient à tous les organes, musculeux ou non ; et l'*irritabilité*, l'*irritabilité hallé-
rienne*, la vraie *irritabilité*, l'*irritabilité* proprement
dite, n'appartient qu'aux muscles.

Nous venons de passer de Glisson à Stahl, à Bordeu, à Barthez, à Haller, à Blumenbach ; et chacun
a fait son changement. Ce que Glisson appelle *irritabilité*, Stahl, Bordeu, Barthez l'appellent *tonicité*,
Haller l'appelle *élasticité*, et Blumenbach *contractilité*.

1. *Nouv. élém. de la sci. de l'homme*, t. I, p. 147 (*notes*).

§ V. — Contractilité de Bichat.

Enfin, arrive Bichat. Il écarte le mot *irritabilité* ; il y substitue celui de *contractilité*, et puis il imagine deux ou trois sortes de *contractilités*, l'*animale*, l'*organique*, celle de *tissu* [1], etc.

§ VI. — De la motricité, force du nerf que j'ai, le premier, découverte et dénommée.

Il y a dans le nerf deux forces : la *sensibilité*, par laquelle il reçoit et transmet l'*impression* à l'animal, et la *motricité*, par laquelle il agit sur le muscle, et provoque la contraction.

La *sensibilité* lui vient de sa *racine postérieure*, et la *motricité* de sa *racine antérieure*.

Nous avons vu tout cela dans la première partie de ce livre, et je me borne ici à le rappeler.

§ VII. — État actuel du langage.

Aujourd'hui on appelle *sensibilité* la force par laquelle le nerf reçoit et transmet l'impression ;

1. Voyez Bichat : *Recherches physiolog. sur la vie et la mort.* p. 115 et suiv.

motricité, la force par laquelle il provoque le muscle; *contractilité*, la force même, la force propre du muscle, ce qu'Haller nommait *irritabilité musculaire*; et *élasticité*, ce que Stahl nommait *tonicité* et Glisson *irritabilité générale*.

COUP D'ŒIL HISTORIQUE

SUR

L'ÉTUDE ANALYTIQUE DE LA VIE

CHAPITRE PREMIER

DE LA THÉORIE DES PROPRIÉTÉS VITALES.

La théorie des propriétés vitales, ou l'étude analytique de la vie, est née à Montpellier, entre les mains de Bordeu ; de Montpellier elle a passé à Gœttingue, où elle s'est enrichie des expériences d'Haller ; de Gœttingue elle est venue à Paris, où elle a été popularisée par les écrits de Bichat.

Bichat s'était nourri du savoir de Bordeu et de celui de deux autres physiologistes de Montpellier, Fouquet et Barthez ; il s'était nourri du savoir d'Haller, et d'un autre savoir, puisé à une source plus éloignée de la physiologie proprement dite, du savoir du grand Buffon ; et c'est pourquoi je me le pose ici comme terme de comparaison pour ce que ses prédécesseurs ont fait.

Il faut, en tout genre, remonter au premier germe de chaque fait, de chaque théorie, de chaque idée.

Pour la théorie des propriétés vitales, le premier germe n'en est point dans Bichat ; il faut remonter de Bichat à Haller, et d'Haller à Barthez, à Fouquet, à Bordeu.

Avant Bordeu, ce qui régnait dans l'école, c'était l'*archée* ou les *archées* de Van Helmont, l'*animisme* de Stahl, le *mécanisme* de Boërhaave.

Bordeu, le premier, place la vie dans la *sensibilité*, propriété vitale ; après Bordeu, Haller la place dans l'*irritabilité*, autre propriété vitale : systèmes très-imparfaits sans doute, mais par où commence la théorie des propriétés vitales, ou, comme je m'exprimais tout à l'heure, l'*étude analytique de la vie*, l'analyse expérimentale des forces de la vie.

CHAPITRE II

Il y avait, dans la première édition des *Recherches* de Bichat *sur la vie et la mort*, une *Préface* qui fut omise dans la seconde, et n'a reparu dans aucune autre. Cette *Préface* était pourtant essentielle. L'auteur nous y indiquait les sources, encore tout récemment consultées, où il avait puisé ses premières inspirations et ses principales idées.

Ceux qui ont appelé Bichat un auteur original, ont eu certainement bien raison. Il était original par le tour positif et précis qu'il savait donner aux doctrines et aux méthodes : pour le fond même de ces choses, il ne l'était pas.

« La vie et la mort, considérées d'une manière « générale, m'ont paru, » dit Bichat dans la *Préface* que je rappelle, « un sujet susceptible de sug-« gérer quelques vues et beaucoup d'expériences « utiles [1]. »

1. *Recherches physiologiques sur la vie et la mort.* Préface, p. i. — J'avertis, une fois pour toutes, que je cite toujours la première édition; Paris, an viii.

Quelques vues et beaucoup d'expériences utiles. On
ne pouvait mieux dire ; et voilà tout le livre de
Bichat exactement défini. Ce livre se compose de
deux parties essentiellement distinctes : la première
sur la *vie*, et c'est la partie des *vues*, la seconde sur
la *mort*, et c'est la partie des *expériences* ; la première toute de *physiologie théorique*, la seconde
toute de *physiologie expérimentale* ; la première
écrite sous l'inspiration de Buffon et la seconde
sous l'inspiration d'Haller.

« C'est ce qui m'a déterminé, continue Bichat,
« à entreprendre l'ouvrage que je publie aujour-
« d'hui. On y trouvera, je crois, des considérations
« et des faits peu connus [1]. »

Cela est encore très-vrai ; on y trouve même
quelque chose de mieux : un certain esprit supérieur, animé, vivant, le souffle partout sensible du
vrai génie, la présence du Dieu : *Numen adest !*

« Cependant, reprend Bichat, ceux qui ont lu
« Aristote, Buffon, Morgagni, Haller, Bordeu, et
« tous les médecins dont les écrits sont dans le
« sens de ce dernier, verront que ces auteurs m'ont
« fourni quelques données ; mais ils sauront en
« même temps distinguer celles qui m'appartien-
« nent..... »

1. Préface, p. i.

Il eût été mieux à Bichat de les. *distinguer* lui-même; d'autant que cela lui aurait épargné une phrase qui viendra bientôt.

« J'ose espérer, ajoute Bichat, qu'ils en trouve-« ront assez » (assez de données qui lui appartien-nent) « pour voir que tout ce qui ne m'est pas « propre ne se trouve qu'accessoirement placé « dans ces recherches : j'en excepte cependant la « division de la vie [1]. »

. A la bonne heure, et Bichat va du moins nous dire de qui il tient cette *division de la vie*, qui occupe une si grande place dans son livre. Point du tout. Il a cité, d'une manière générale, Haller, Bordeu, Buffon. C'est au lecteur de choisir.

Voici la phrase que j'aurais voulu que Bichat se fût épargnée.

« J'ai reproduit, avec beaucoup d'extension, « quelques divisions déjà énoncées dans mon « *Traité des membranes*, et je les ai reproduites « comme étant de moi, quoiqu'on les ait attribuées « à Buffon, à Bordeu et à Grimaud. Ces auteurs « sont si connus que j'ai cru inutile de relever « l'inexactitude des citations critiques [2]. »

Inutile! Et pourquoi donc? Rien n'eût été, au

1. Préface, p. i.
2. Préface, p. ij.

contraire, plus à propos. Pourquoi, d'ailleurs, appeler de telles citations *critiques*, dans le sens où vous l'entendez? Elles sont *historiques*, et vous n'auriez dû laisser à personne le soin de les faire. En pareille matière, le silence de l'auteur donne à chacun le droit de parler.

Bichat dit enfin : « Dans l'état actuel de la phy- « siologie, l'art d'allier la méthode expérimentale « d'Haller et de Spallanzani avec les vues grandes « et philosophiques de Bordeu me paraît devoir « être celui de tout esprit judicieux : s'il n'a pas « été le mien, c'est que, pour atteindre le but, il « ne suffit pas de l'entrevoir [1]. »

Bichat a parfaitement *atteint le but*; et c'est parce qu'il a su allier, avec un art supérieur, la *méthode expérimentale* d'Haller aux vues *philosophiques* (c'est-à-dire justes et claires) de Bordeu, qu'il a donné un essor si heureux aux esprits actifs, et si grandement, si puissamment influé sur les travaux et sur la doctrine de ses contemporains.

1. Préface, p. ij.

CHAPITRE III

BUFFON.

I. — De la division de la vie.

J'ai sous les yeux, en écrivant cet ouvrage, le manuscrit [1] de Bichat sur *la vie et la mort*.

Je ne puis voir, sans respect, dans ce manuscrit, tous les efforts que Bichat a faits pour éclaircir peu à peu, et, si je puis ainsi dire, pour amener à bien ses idées sur la distinction des *deux vies*. Il se demande d'abord quel est le nom qu'il pourra donner à chacune de ces deux vies. Sera-ce les noms de *vie intérieure* et de *vie extérieure?* Ou bien ceux de *vie d'organisation* et de *vie de relation?* On sait qu'il a fini par s'arrêter à ceux de *vie organique* et de *vie animale*. Mais on voit, par son manuscrit, qu'il n'est pas arrivé là tout d'abord.

Je lis, dans un premier essai : «Montrer ici que « chaque genre de fonctions, de *relation* et d'or- « *ganisation*, forme un tout qu'on ne peut isoler et « qui a un but commun : ce tout est la vie. »

« Le but commun des fonctions d'*organisation*, « continue Bichat, serait peut-être rendu d'une

1. Manuscrit conservé à la Bibliothèque de la Faculté de médecine de Paris.

« manière plus expressive par le mot de fonctions
« d'*animalisation*, puisque toutes tendent à *anima-*
« *liser* les substances étrangères, à les approprier à
« l'animal ; mais si on remarque que le végétal
« partage presque toutes ces mêmes fonctions, que
« chez lui elles ont le même but, on verra que la
« première expression » (c'est-à-dire celle de fonctions d'*organisation* [1]), « également applicable à
« tous deux » (au végétal et à l'animal), « et indi-
« quant les fonctions générales de tout le *règne*
« *organique*, mérite la préférence. »

Je lis, dans un second essai : « La *vie extérieure*
« n'est que l'occasion des passions, et ne sert qu'à
« les exprimer. Ce n'est pas la *vie extérieure* qui
« est affectée dans un homme passionné, c'est la
« *vie intérieure.* »

Je trouve enfin, dans un troisième ou quatrième
essai, les noms de *vie animale* et de *vie organique*[2],

1. Dans l'alinéa qui précède celui-ci, on lit : « Ces deux grandes
« classes de fonctions concourent au but commun, à entretenir
« la vie : la première en recomposant sans cesse des organes
« qu'une habituelle décomposition anéantirait bientôt, et sous
« ce rapport on peut les désigner sous le nom de fonctions d'*or-*
« *ganisation;* la seconde en mettant l'animal en relation avec
« tout ce qui doit fournir les matériaux de cette recomposition,
« en sorte que le nom de fonctions de *relation* est ici justement
« appliqué. »

2. « Cette irrégularité d'action qu'on ne remarque que dans la
« *vie organique...* Un grand caractère de la *vie animale,* c'est

définitivement adoptés par Bichat, et que le grand succès de son livre a rendus fameux.

Et maintenant de qui Bichat a-t-il tiré la distinction des *deux vies*, quel que soit le nom qu'il leur donne? Est-ce de Grimaud? On l'a beaucoup dit à Montpellier, et par une raison toute simple, c'est que Grimaud était de l'école de Montpellier : on l'a beaucoup dit aussi à Paris, et par une raison toute contraire, c'est que Bichat était de l'école de Paris.

Il est certain que la division de la vie en deux vies, la *vie intérieure* et la *vie extérieure*, se trouve effectivement dans Grimaud.

«Pour mettre quelque ordre dans ce que j'ai à
« exposer, dit Grimaud, je partagerai le système
« général des fonctions en deux grandes classes :
« je les considérerai successivement, et comme
« *intérieures* et comme *extérieures*. Les fonctions
« *intérieures* s'achèvent dans l'intérieur même du
« corps de l'animal, et elles se rapportent à son
« corps d'une manière exclusive. Par ses fonctions
« *extérieures*, l'animal s'élance hors de lui; il étend,
« il agrandit son existence; il se porte sur les objets
« qui l'environnent...; il s'approche de ces objets
« ou il s'en éloigne, selon les rapports de convé-

« l'intermittence de ses fonctions... Parole a rapport à la *vie*
« *animale;* chant, accent, à la *vie organique*, etc., etc. »

12.

« nance ou de disconvenance qu'il a aperçus entre
« eux et lui [1]... »

Je cite cette phrase de Grimaud, et j'en pourrais
citer plusieurs autres; mais à quoi bon? Ce n'est
sûrement pas de Grimaud que Bichat a tiré ces
vues; il les a puisées dans une autre source, et
beaucoup plus haute : il les a puisées où Grimaud
avait puisé les siennes; il les a puisées dans Buffon [2].

Qui ne se rappelle cet admirable *Discours sur la*

1. *Cours complet de physiologie*, t. I, leçon iii, p. 38.—Bichat
dit, en termes qui se rapprochent beaucoup de ceux de Grimaud :
« Les fonctions de l'animal forment deux classes très-distinctes.
« Les unes se composent d'une succession habituelle d'assimila-
« tions et d'excrétions... Il ne vit qu'en lui par cette classe de
« fonctions; par l'autre, il existe hors de lui; il est habitant du
« monde, et non, comme le végétal, du lieu qui le vit naître... »
Page 3.

2. Grimaud n'avait pas moins pris à Buffon, que Bichat ne prenait à Buffon et à Grimaud. Buffon, dans sa théorie de la vie,
revient, à chaque instant, sur les *forces intérieures* et *pénétrantes*
(« il réside des forces intérieures dans les corps organiques,... »
« t. II, p. 32), » sur les qualités actives qui « pénètrent les corps
« jusque dans les parties les plus intimes (t. I, p. 443), et qui
« travaillent la matière et la brassent dans les trois dimensions,
« t. X, p. 7.) » — « Il faut nous résoudre à voir, sous leur vrai
« point de vue, dit Grimaud, les effets de forces intérieures et
« pénétrantes, et qui travaillent à la fois la matière dans les trois
« dimensions... » (*Cours complet de physiologie*, t. I, leçon viii,
p. 114). Comment Grimaud n'a-t-il pas senti que ce sont là des
phrases qui portent leur nom, et qu'on ne prend point par lambeaux, parce qu'elles tiennent à tout un ordre de vues et de
doctrines ?

nature des animaux, ce monument d'une philosophie si profonde et d'une éloquence si solide, si
pleine, et, si je puis ainsi parler, si *impressive?* C'est
là que Bichat a puisé, abondamment puisé : une
vanité, moins jeune et mieux entendue, l'aurait
averti qu'il fallait s'en vanter au lieu de s'en taire.

« Nous pouvons distinguer dans l'économie ani-
« male, dit Buffon, deux parties, dont la première
« agit perpétuellement sans aucune interruption,
« et la seconde n'agit que par intervalles. L'action
« du cœur et des poumons dans l'animal qui res-
« pire, l'action du cœur dans le fœtus, paraissent
« être cette première partie de l'économie animale:
« l'action des sens et le mouvement du corps et des
« membres semblent constituer la seconde. Si nous
« imaginions donc des êtres auxquels la nature
« n'eût accordé que cette première partie de l'éco-
« nomie, ces êtres qui seraient nécessairement
« privés de sens et de mouvement progressif ne
« laisseraient pas d'être des êtres animés, mais
« qui ne différeraient en rien des animaux qui
« dorment... Un végétal n'est, dans ce sens, qu'un
« animal qui dort... Mais revêtons, continue Buf-
« fon, cette partie intérieure d'une enveloppe con-
« venable, c'est-à-dire donnons-lui des sens et des
« membres, bientôt la *vie animale* se manifestera;

« et plus l'enveloppe contiendra de sens, de mem-
« bres et d'autres parties extérieures, plus la *vie*
« *animale* nous paraîtra complète, et plus l'animal
« sera parfait [1]. »

Je souligne cette dénomination de *vie animale*,
si longtemps cherchée ou évitée par Bichat, et à
laquelle il a fallu que Bichat se rendît enfin, parce
qu'en effet c'était la bonne.

Je marque une dénomination dérobée ; mais ici
l'imitation, la reproduction s'étendent à tout : aux
idées, aux images, aux expressions.

« Un végétal, dit Buffon n'est qu'un animal qui
« dort. » — « Il semble, dit Bichat, que le végétal
« n'est que l'ébauche de l'animal [2]. »

« Mais revêtons, continue Buffon, cette *partie in-*
« *térieure* » (cette partie par laquelle l'animal n'est
que végétal) « d'une enveloppe convenable,... bien-
« tôt la *vie animale* se manifestera... »

« Il semble, dit Bichat, que le végétal n'est que
« l'ébauche de l'animal; et que, pour former ce
« dernier, il n'a fallu que revêtir ce canevas d'un
« appareil d'organes extérieurs, propre à établir des
« relations [3]. »

1. Tome II, p. 313. Je cite toujours mon édition de Buffon.
2. Page 3.
3. Page 3.

Buffon vient de nous peindre, à grands traits, les *deux parties* de l'économie animale, « dont la pre-
« mière agit perpétuellement, sans interruption, et
« la seconde n'agit que par intervalles. »

« L'animal a deux manières d'être, dit Buffon,
« l'état de mouvement et l'état de repos, la veille et
« le sommeil, qui se succèdent alternativement pen-
« dant toute la vie : dans le premier état, tous les
« ressorts de la machine animale sont en action ;
« dans le second, il n'y en a qu'une partie, et cette
« partie, qui est en action pendant le sommeil, est
« aussi en action pendant la veille : cette partie est
« donc d'une nécessité absolue, puisque l'animal
« ne peut exister d'aucune façon sans elle ; cette
« partie est indépendante de l'autre puisqu'elle agit
« seule ; l'autre, au contraire, dépend de celle-ci,
« puisqu'elle ne peut seule exercer son action.
« L'une est la partie fondamentale de l'économie
« animale, puisqu'elle agit continuellement et sans
« interruption ; l'autre est une partie moins essen-
« tielle, puisqu'elle n'a d'exercice que par intervalles
« et d'une manière alternative [1]. »

Voilà le fond du tableau tracé : que va faire Bichat ? Il va démêler, saisir, sur ce fond, chaque
point principal, chaque ligne saillante ; il va déve-

1. Tome II, p. 312.

lopper tout cela, le ranger, le diviser, le classer méthodiquement, et transformer, par un travail de détail et de suite, une donnée de génie en un corps de doctrine positif et précis.

II. — Caractères des deux vies.

Les deux *vies* étant posées, ce qui importe d'abord c'est de chercher les caractères qui les distinguent. Il y en a d'anatomiques et de physiologiques. Bichat n'en omet aucun.

Le premier des caractères anatomiques est la *symétrie des organes* de la *vie animale* et l'*irrégularité* de ceux de la *vie organique;* le premier des caractères physiologiques est la *continuité d'action* de la *vie organique* et l'*intermittence d'action* de la *vie animale* (et ceci nous rappelle tout à fait Buffon); puis viennent les différences des *deux vies* par rapport au *mode d'action* propre de leurs organes, l'*harmonie* dans les organes de la *vie animale*, et la *discordance* (c'est Bichat qui parle) dans ceux de la *vie organique;* puis les différences de l'*habitude* sur les *deux vies*, la *vie animale* qui se modifie par l'*habitude*, et la *vie organique* qui (selon Bichat) ne se modifie point; puis les différences des *deux vies* par rapport au *moral*, la *vie animale*, source de tout ce qui appartient à l'*entendement*, la *vie organique*, source (suivant Bichat) de tout ce qui appartient à la *passion* ; puis les différences des *deux vies* par rapport aux *forces vitales*, sujet bien autrement important que tous ceux qui précèdent, et qui méritera, à lui seul, un examen très-approfondi.

Je ne veux, en ce moment, que jeter un coup d'œil rapide sur les quatre ou cinq autres caractères distinctifs qui viennent d'être indiqués, et voir si chacun, pris à part, se rapporte aussi exclusivement que le croit Bichat, soit à l'une, soit à l'autre de ses *deux vies*.

Il est impossible, d'abord, de n'être pas frappé de l'effort que fait Bichat pour trouver des caractères qui tranchent et qui contrastent ; et comme ils contrasteront d'autant plus qu'ils seront plus absolus, Bichat les pose toujours absolus : tout est *symétrique* dans la vie animale, et tout *irrégulier* dans la vie organique ; tout est *intermittent* dans la vie animale, et tout *continu* dans la vie organique ; tout est *harmonique* dans la vie animale, et tout *discordant* dans la vie organique ; tout est soumis à l'*habitude* dans la vie animale, et tout y est rebelle dans la vie organique ; et ainsi du reste.

Cependant, si nous en venons à une appréciation

sérieuse et un peu étendue, nous trouverons, dans tout cela, bien des mécomptes.

Je prends le premier des *caractères différentiels* posés par Bichat : la *symétrie* des organes de la vie animale et l'*irrégularité* de ceux de la vie organique.

« La plus essentielle des différences qui distin-
« guent, dit Bichat, les organes de la vie animale
« de ceux de la vie organique, c'est la symétrie des
« uns et l'irrégularité des autres [1]. »

Et en effet, à ne considérer que la *vie animale*, rien de plus vrai; tout y est par paires ou *symétrique*, tout y est double : il y a deux yeux, deux oreilles, deux nez ou deux narines séparées par une cloison moyenne, etc.; il y a deux mains, deux pieds, deux bras, deux jambes, etc.; il y a deux cerveaux ou deux hémisphères, l'hémisphère droit et l'hémisphère gauche; deux moelles épinières ou deux moitiés de moelle, la moitié droite et la moitié gauche; tous les nerfs de la *vie animale* naissent par paires, ou sont *symétriques*, sont doubles, etc.

Les anciens physiologistes savaient toutes ces choses, et les savaient bien : ils tiraient, de la tête aux pieds, une ligne médiane [2] qui séparait le corps

1. Page 10.
2. « Un *raphé général* constitue un plan réel de séparation

en deux moitiés latérales parfaitement semblables ; celui-là surtout les savait bien qui a écrit le livre : *De l'Homme droit et de l'Homme gauche. — De homine dextro et sinistro.*

Mais, tout est-il *irrégulier* dans la *vie organique*, comme le dit Bichat ? ou plutôt, et malgré tout ce qu'il peut dire, les *reins*, les *poumons*, les organes sécréteurs du *lait*, ceux de la *salive*, des *larmes*, l'*appareil générateur*, tous ces organes ne sont-ils pas exactement et manifestement symétriques ?

Comment Bichat peut-il dire que le *cœur* « n'offre « aucune trace de symétrie[1] ? » Le *cœur* se compose de *deux cœurs* : le *cœur droit* et le *cœur gauche*, et chaque *cœur* de deux cavités, une *oreillette* et un

« entre les deux côtés du corps..... On trouve entre les deux « cuisses le *raphé proprement dit*... Hippocrate connaissait la « ligne médiane de la langue ; la mâchoire inférieure reste long-« temps divisée vers le menton ;... le palais a sa ligne depuis les « deux incisives supérieures jusqu'à l'extrémité de la luette : les « maxillaires sont unis dans la même ligne ; les narines y ont « leur cloison ; le nez n'est que l'union latérale de deux tuyaux « ou des deux narines adossées ;... le front reste longtemps « divisé ; tout le monde connaît la suture sagittale, ainsi que la « faux, le corps calleux ;... la moelle allongée et la moelle épi-« nière ont leur corps calleux... » (Bordeu, *Recherches sur le tissu muqueux*, p. 753 et 754, édition des *Œuvres de Bordeu*, par Richerand). « On a considéré le corps vivant comme étant formé « de deux moitiés égales et symétriques, adossées, et, pour ainsi « parler, collées vers son axe... » (*Ibid.*, p. 801.)

1. Page 13.

ventricule. Ce qui fait la différence de la *symétrie* du *cœur* par rapport à celle des *poumons* ou des *reins*, c'est qu'il est *symétrique en lui-même*, c'est-à-dire complet, et que ses deux moitiés sont réunies ensemble.

« Il y a des os, dit Winslow, qui seuls sont symé-« triques, c'est-à-dire qui ont une certaine récipro-« cité de côté et d'autre... Ces os sont impairs et « placés dans le milieu qui distingue la partie droite « du corps de la partie gauche. Tous les autres os, « pris séparément, n'ont point de symétrie; mais « chacun d'eux, pris avec celui qui lui répond de « l'autre côté, fait une figure régulière : ces os sont « pairs et placés à droite et à gauche [1]. »

Ce que Winslow dit des os, il faut le dire de tous les autres organes, et particulièrement du *cœur*.

J'examine donc le *cœur* sous ce nouveau point de vue, et je ne me borne plus à une seule espèce, à *l'homme*, comme l'a fait Bichat : j'étudie le règne animal entier.

Or, à consulter ainsi le règne animal entier, je trouve tantôt un seul *cœur*, tantôt deux, tantôt trois ou un plus grand nombre; et, pour chacun de ces cas, voici la règle.

1. *Exposition anatomique de la structure du corps humain (du squelette et des os en général).*

Toutes les fois que les *divers* cœurs sont réunis en une seule masse, cette masse est placée sur la ligne médiane. Dans l'homme, dans les mammifères, dans les oiseaux, où les deux cœurs ne sont séparés que par une cloison commune, le cœur est placé sur la ligne médiane.

Toutes les fois qu'il n'y a qu'*un seul* cœur, il occupe la même place, il est situé sur la même *ligne* que lorsqu'il y en a *deux* réunis en *un*.

Le cœur unique des poissons est placé sur la ligne médiane.

Dans les mollusques céphalopodes, il y a deux cœurs *pulmonaires*, séparés, distants l'un de l'autre, et ils sont latéraux; il n'y a qu'un cœur *aortique*, et il est médian.

Dans les insectes enfin, où il n'y a plus, pour dernier vestige de cœur, que le *vaisseau dorsal*, ce vestige de cœur, ce *vaisseau dorsal* est toujours placé sur la ligne médiane.

Du *cœur* je passe au *foie*, et je consulte toujours le règne animal entier.

Le *foie* est symétrique dans les oiseaux, et s'y compose de deux moitiés latérales.

Il est *symétrique* dans le crocodile; il l'est à peu de chose près, dans les mollusques céphalopodes, etc.

La *rate* elle-même n'échappe pas entièrement à la *symétrie*, car elle est placée sur la ligne médiane dans les oiseaux ; elle est multiple dans le marsouin, etc.

Le *pancréas* est multiple dans les poissons.

Le *canal digestif* est placé sur la ligne médiane, dans la *lamproie* [1].

Ainsi donc, à considérer le règne animal entier, c'est-à-dire à considérer l'ensemble des *espèces* pour chaque *organe*, la *symétrie* forme, même pour les organes de la vie organique, la loi générale [2].

L'*irrégularité* des organes de la vie organique n'est donc pas un caractère rigoureux, absolu, qui touche à l'*essence*, qui décide seul de la *nature* [3] et des *fonctions* d'un organe ; et j'en dis autant de tous les autres caractères donnés par Bichat, sans excepter même le plus important de tous, celui de l'*intermittence* d'action dans la vie animale et de la *continuité* d'action dans la vie organique ; car enfin

1. Où n'étant pas plus long que le corps, il n'est pas contraint de se replier et de se contourner sur lui-même.

2. Voyez, sur toute cette question de la *symétrie des organes vitaux*, mes *Mémoires d'anatomie et de physiologie comparées*. Paris, 1844.

3. J'indiquerai, dans un autre chapitre, à propos des *forces vitales*, les caractères qui touchent à l'*essence* et décident de la *nature* des organes.

la *digestion* est une fonction de la vie organique, et cependant la *digestion* n'est pas continue : elle ne s'opère que par actions alternativement reprises et suspendues.

Bichat fait du *sommeil*, et avec beaucoup de raison, un caractère de la vie animale. « Le sommeil « dérive, dit-il, de cette loi de la vie animale « qui enchaîne constamment dans ses fonctions « des temps d'intermittence aux périodes d'ac- « tivité, loi qui la distingue d'une manière spé- « ciale d'avec la vie organique : aussi le sommeil « n'a-t-il jamais sur celle-ci qu'une influence indi- « recte, tandis qu'il porte tout entier sur la pre- « mière [1]. »

Ainsi donc, la vie animale est la seule qui se repose, qui *dorme*, et la vie organique n'a ni repos ni intermittence. Cela est-il bien sûr ?

Sans doute, si l'on entend par *sommeil*, inter- ruption complète, le cœur et les poumons ne dor- ment jamais ; et cependant n'y a-t-il pas une respi- ration et une circulation de *sommeil*, comme une respiration et une circulation de *veille ?* Durant le sommeil, la respiration est plus haute, les inspira- tions sont moins fréquentes, la circulation plus lente, le pouls plus faible et plus adouci, etc., etc.

1. Page 42.

13.

Je passe à ce qui regarde l'*habitude*. Il en est d'elle comme du *sommeil :* les effets en sont plus sensibles sur la vie animale, sans contredit. Ces mêmes effets sont pourtant très-marqués encore sur l'appareil digestif : la faim se tait ou se réveille à des heures déterminées par l'habitude ; et ce qu'un regard superficiel nous découvre dans l'appareil digestif, un regard plus attentif nous le ferait découvrir, on n'en peut douter, dans la respiration, dans la circulation, dans les sécrétions. Bichat a beau nous assurer du contraire[1]. Tout, dans le corps vivant, est soumis à l'habitude ; et il n'est aucune fonction, pour si *organique* ou si peu *animale* qu'on la suppose, celle même des *sécrétions*, qui ne se laisse modifier par elle et soumettre à des alternatives de calme et de stimulation plus ou moins réglées.

Je m'arrête un moment à deux articles où l'esprit ingénieux et fertile de Bichat trouve l'occasion de jeter, et, si je puis ainsi dire, d'improviser, en passant, deux de ses théories : la première relative au siége des *passions*, que Bichat place dans la vie organique, et la seconde à l'*harmonie* des fonctions

1. « La circulation, la respiration, l'exhalation, l'absorption, « la nutrition, les sécrétions ne sont jamais modifiées par l'ha- « bitude. » Page 56.

de la vie animale, *harmonie* qu'il fait dépendre de l'*égalité parfaite* de leurs organes.

« Tout ce qui est relatif aux passions appartient « à la vie organique, dit Bichat [1]. Ce sont les sens « qui reçoivent l'impression, et le cerveau qui la « perçoit... Au contraire, il n'est jamais affecté dans « les passions; les organes de la vie interne en sont « le siége unique [2]. »

Point du tout : le siége unique des passions est le cerveau. C'est du cerveau que part la *passion*, et c'est sur les viscères qu'elle porte son effet. Descartes avait déjà fait cette distinction.

« Bien que les esprits, dit Descartes, qui ébran- « ient les muscles viennent du cerveau, il faut « cependant assigner pour place aux passions la « partie qui en est le plus altérée; c'est pourquoi « je dirais : le principal siége des passions, en tant « qu'elles regardent le corps, est dans le cœur, « parce que c'est le cœur qui en est le plus altéré; « mais leur place est dans le cerveau, en tant « qu'elles affectent l'âme, parce que l'âme ne peut « souffrir immédiatement que par lui [3]. »

1. Page 61.
2. Page 62.
3. *Lettre à Regius* ou *Leroy*, t. VIII, p. 515. Édition de Descartes, par M. Cousin.

La vérité est que, si, après l'intelligence et les sensations, il y a quelque chose dans l'être vivant qui soit essentiellement du domaine de la *vie animale*, ce sont les *passions*, que le cerveau est leur siége unique, que c'est de là qu'elles portent leur action sur les différents viscères, qu'elles ne viennent d'aucun de ces viscères, pas plus du cœur qui n'est qu'un muscle, que du foie, des reins, ou de la rate, etc., que Bichat a raison, quand il dit que le *centre phrénique*, si prôné par certains auteurs, n'existe pas, et qu'il a tort quand il remplace ce *centre phrénique* par le *foie*, le *poumon*, la *rate*, le *cœur* et l'*estomac*, réunis ensemble.

« Il n'y a point pour les passions, dit Bichat, de
« centre fixe et constant comme il en existe un
« pour les sensations : le foie, les poumons, la rate,
« l'estomac, le cœur, etc., tour à tour affectés, for-
« ment tour à tour ce foyer épigastrique si célèbre
« dans nos ouvrages modernes; et si nous rappor-
« tons en général à cette région l'impression sen-
« sible de toutes nos affections, c'est que tous les
« viscères importants de la vie organique s'y trou-
« vent concentrés... [1]. »

On est étonné de voir Bichat faire naître la peur

1. Page 87.

de l'estomac[1], la colère du foie[2], etc.; et plus étonné encore quand, se ravisant à demi à la fin de son chapitre, on le voit se demander sérieusement « comment il se fait que les végétaux qui vivent « organiquement ne nous présentent pourtant « aucun vestige de passions..... »

Et voici sa réponse : « C'est, dit-il, que les végé- « taux manquent de l'appareil sensitif[3]. »

Ainsi, premièrement, les passions résident dans la *vie organique* et non dans la *vie animale;* en second lieu, les végétaux n'ont pas de passions, quoiqu'ils *vivent organiquement;* et, en troisième lieu, ils n'ont point de passions parce qu'ils manquent de l'appareil *sensitif,* c'est-à-dire d'un appareil qui est l'appareil même de la *vie animale,* laquelle, selon Bichat, est étrangère aux passions. Tout ici se contredit. Mais peut-on citer les végétaux à propos des passions?

1. « La peur affecte *primitivement* l'estomac. » Page 79.

2. « Un accès de colère est l'*origine* fréquente d'une disposition « ou même d'une fièvre bilieuse... » Page 65.

3. « C'est que, outre qu'ils manquent de l'appareil sensitif « extérieur, ils sont dépourvus des organes internes qui con- « courent plus spécialement à leur production, tels que l'appa- « reil digestif, celui de la circulation générale, celui des grandes « sécrétions; ils respirent par des trachées, et non par un foyer « concentré, etc. » Page 72. Et, je le répète, car il en est besoin, tout cela est écrit très-sérieusement.

Sa théorie de l'*harmonie* des fonctions de la vie animale, dérivant de l'*égalité parfaite* de leurs organes, n'est pas plus exacte.

Buffon avait déjà expliqué, ou voulu expliquer, par l'*inégalité* des deux organes d'un sens, le défaut de justesse dans l'action de ce sens.

« J'ai remarqué, dit-il, sur plusieurs personnes
« qui avaient l'oreille et la voix fausses, qu'elles
« entendaient mieux d'une oreille que d'une autre;
« on peut se souvenir de ce que j'ai dit au sujet
« des yeux louches : la cause de ce défaut est l'iné-
« galité de force ou de portée dans les yeux;...
« l'analogie m'a conduit à faire quelques épreuves
« sur des personnes qui ont la voix fausse, et jus-
« qu'à présent j'ai trouvé qu'elles avaient en effet
« une oreille meilleure que l'autre [1]... »

Bichat adopte, dès l'abord, toutes ces idées, et bientôt il les exagère. « Nous voyons mal, dit-il,
« quand l'un des yeux, mieux constitué, plus fort
« que l'autre, est plus vivement affecté, et transmet
« au cerveau une plus forte image [2]... Ce que nous
« disons des yeux s'applique exactement à l'oreille.
« Si dans les deux sensations qui composent l'ouïe,
« l'une est reçue par un organe plus fort, mieux

1. Tome II, p. 122.
2. Page 21.

« développé, elle y laissera une impression plus
« claire, plus distincte ; le cerveau, différemment
« affecté par chacune, ne sera le siége que d'une
« perception imparfaite. C'est ce qui constitue
« l'oreille fausse [1]... »

Ainsi donc, s'il faut en croire Bichat et Buffon, il suffit d'avoir les deux oreilles un peu inégales ou l'un des deux yeux moins fort que l'autre, pour ne voir ni n'entendre juste ; et à ce compte il n'y aura guère personne qui voie ou qui entende juste ; car, on peut bien l'affirmer, il n'y a guère personne qui ait les deux oreilles ou les deux yeux d'une *égalité parfaite*.

Mais Bichat va beaucoup plus loin que Buffon. Buffon se borne du moins à l'œil et à l'ouïe ; Bichat va jusqu'au cerveau, et par suite jusqu'au jugement et à la pensée. On ne raisonne juste suivant Bichat, qu'autant que l'on a les deux hémisphères *parfaitement égaux*.

« L'inégalité d'action des hémisphères étant sup-
« posée, dit Bichat, les fonctions intellectuelles
« doivent être troublées... Quand habituellement
« le jugement est inexact, que toutes les idées
« manquent de précision, ne sommes-nous pas
« conduits à croire qu'il y a défaut d'harmonie entre

1. Page 22.

« les deux côtés du cerveau ? Nous voyons de travers,
« si la nature n'a mis de l'accord entre les deux
« yeux. Nous percevons et nous jugeons de même
« si les hémisphères sont naturellement discor-
« dants : l'esprit le plus juste, le jugement le plus
« sain supposent en eux (dans les hémisphères)
« l'harmonie la plus complète [1]... »

On sent, dans tout ce qu'écrit Bichat, un génie
heureux, qui se laisse aisément emporter à ses
inspirations soudaines, et que l'âge et la médita-
tion profonde n'ont point encore averti des véritables difficultés.

Mais, ce qu'il y a ici de curieux, c'est que Bichat
qui, malgré une certaine tendance à se payer,
quand il le voulait bien, de raisons subtiles pour
prouver une thèse donnée, avait certainement l'esprit très-juste, aussi juste qu'ingénieux, avait aussi,
à ce que j'ai souvent entendu raconter à feu M. Bé-
clard, dans ses belles leçons d'anatomie, les deux
côtés du crâne, et par suite les deux hémisphères
du cerveau, d'une inégalité frappante. Son crâne
protestait contre sa doctrine.

Je reviens à mon analyse.

L'harmonie d'action étant le caractère des fonctions de la vie animale, le caractère des fonctions

1. Page 29.

de la vie organique ne pouvait manquer d'être la *discordance.*

Bichat conclut cette discordance de ce que le *rein* ou le *poumon* d'un côté peuvent être plus forts ou plus faibles que le rein ou le poumon de l'autre côté sans que la régularité de la fonction en soit troublée [1].

Mais en quoi cela prouve-t-il la *discordance?* cela prouve seulement que l'*égalité parfaite* des organes n'est pas plus nécessaire dans la *vie organique* que dans la *vie animale.*

Je ne ferai plus que deux citations, et même je ne les ferai que pour montrer comment Bichat faisait les siennes.

Une des pages les plus éloquentes de Buffon est celle qu'il a écrite sur l'*homo duplex*, l'homme double.

« L'homme intérieur est double, dit Buffon : il « est composé de deux principes différents par « leur nature et contraires par leur action. L'âme,

---

1. « Qu'un rein plus fort que l'autre sépare plus d'urine, qu'un « poumon mieux développé admette dans un temps donné plus de « sang veineux et renvoie plus de sang artériel, que moins de « force organique distingue les glandes salivaires gauches d'avec « les droites, qu'importe? la fonction unique à laquelle concourt « chaque paire d'organes n'est pas moins régulièrement exercée.» Page 36.

« ce principe spirituel, ce principe de toute con-
« naissance, est toujours en opposition avec cet
« autre principe animal et purement matériel :
« le premier est une lumière qu'accompagnent le
« calme et la sérénité, une source salutaire dont
« émanent la science, la raison, la sagesse; l'autre
« est une fausse lueur qui ne brille que dans la
« tempête et l'obscurité, un torrent impétueux qui
« roule et entraîne à sa suite les passions et les
« erreurs... Il est aisé, en rentrant en soi-même,
« de reconnaître l'existence de ces deux principes :
« il y a des instants dans la vie, il y a même des
« heures, des jours où nous pouvons juger, nou-
« seulement de la certitude de leur existence, mais
« aussi de leur contrariété d'action. Je veux parler
« de ces temps d'ennui, d'indolence, de dégoût,
« où nous ne pouvons nous déterminer à rien, où
« nous voulons ce que nous ne faisons pas, et fai-
« sons ce que nous ne voulons pas [1]... »

Bichat se pénètre de ces belles pages ; il en tire
tout ce qu'il peut ; seulement au *principe spirituel*,
à l'*âme*, et au *principe matériel*, il substitue (ce qui
déjà rabaisse beaucoup la question) ses *deux vies*;
et puis il ajoute :

« Tous les philosophes ont presque remarqué

1. Tome II, p. 346 et suiv.

« cette prédominance alternative des deux vies :
« Platon, Marc-Aurèle, saint Augustin, Bacon, saint
« Paul (je ne change rien à l'ordre des noms),
« Leibnitz, Van Helmont, Buffon, etc., ont reconnu
« en nous deux espèces de principes : par l'un
« nous maîtrisons tous nos actes moraux; l'autre
« semble les produire involontairement [1]. »

Je demande si rappeler Buffon de cette manière
ce n'est pas plutôt le déguiser que le citer.

Venons à la seconde citation. J'ai tiré la première
des *Recherches sur la vie et la mort*; je tire celle-ci
de l'*Anatomie générale*, ouvrage publié en 1801,
une année après les *Recherches*.

« J'ai cherché le plus possible, en classant les
« fonctions, à suivre, dit Bichat, la marche tracée
« par la nature elle-même. J'ai posé, dans mon
« ouvrage sur la vie et la mort, les fondements de
« cette classification, que je suivais avant d'avoir
« publié celui-ci. Aristote, Buffon, etc., avaient vu,
« dans l'homme, deux ordres de fonctions, l'un qui
« le met en rapport avec les corps extérieurs, l'autre
« qui sert à le nourrir. Grimaud reproduisit cette
« idée, qui est aussi grande que vraie, dans ses
« cours de physiologie et dans son mémoire sur la
« nutrition; mais, en la considérant d'une manière

[1]. Page 91.

« trop générale, il ne l'analysa point avec exacti-
« tude, il ne plaça dans les fonctions extérieures
« que les sensations et les mouvements, n'envisagea
« point le cerveau comme le centre de ces fonc-
« tions, etc., etc. [1]. »

*... N'envisagea point le cerveau comme le centre de
ces fonctions...* A la bonne heure; mais qu'importe
ce qu'a fait Grimaud? Il s'agit bien de Grimaud!
Il s'agit de Buffon : c'est là la source, la grande
source, et qu'il est puéril à Bichat de vouloir cacher.

« Le cerveau et les sens forment, avait dit Buffon,
« une seconde partie essentielle à l'économie ani-
« male : *le cerveau est le centre de l'enveloppe,* comme
« le cœur est le centre de la partie intérieure de
« l'animal. C'est cette partie qui donne à toutes les
« autres parties extérieures le mouvement et l'ac-
« tion par le moyen de la moelle de l'épine et des
« nerfs, qui n'en sont que le prolongement; et, de
« la même façon que le cœur et toute la partie inté-
« rieure communiquent avec le cerveau et avec
« toute l'enveloppe extérieure par les vaisseaux san-
« guins qui s'y distribuent, le cerveau communique
« aussi avec le cœur et toute la partie intérieure par
« les nerfs qui s'y ramifient [2]. »

1. *Anatomie générale*, t. I, page c., 1re édition.
2. Tome II, p. 317.

CHAPITRE IV

BORDEU.

I. — De Bordeu et de sa théorie de la sensibilité.

Lorsque Bordeu présenta, en 1742, à la Faculté de médecine de Montpellier sa thèse physiologique sur la *Sensibilité en général — De sensu genericè consiḍerato,* — il était à peine âgé de vingt ans; mais ce jeune auteur de vingt ans avait déjà ce tour d'esprit heureux, qui a reçu le nom d'*esprit philosophique* dans Voltaire et dans Montesquieu.

Trois systèmes régnaient alors dans l'école : celui des *esprits animaux,* qui touchait à son déclin, ou plutôt dont le déclin était déjà fort avancé; celui de Stahl, qui expliquait tout par l'*âme,* par l'*âme pensante;* et celui de Boerhaave, qui expliquait tout par le *mécanisme.* Que fait Bordeu? Il se moque des *esprits animaux ;* il prouve facilement que l'*âme* ne gouverne point un corps qu'elle ne connaît pas; et, quant au *mécanisme* de Boerhaave, qu'il prend plus au sérieux, il le combat par des expériences.

1° *Des esprits animaux.* — Haller, encore fort jeune, et commentant son maître Boerhaave, n'avait pas craint de dire que l'opinion de ceux qui doutent

des *esprits* était *somniantis animi crassissimus error*.
« Ne faut-il pas être bien convaincu de l'existence
« des esprits, s'écrie Bordeu, pour avancer de pa-
« reils paradoxes, ou pour dire ainsi des injures à
« des auteurs respectables [1] ?

« On a soutenu à Montpellier, continue Bordeu,
« une thèse » (la sienne, bien entendu) « où l'on
« examinait les preuves qu'on donne ordinaire-
« ment sur l'existence des esprits ; et il semble
« qu'on ait établi qu'il n'y a aucune de ces preuves
« qui ne soit réduite au rang des présomptions ou
« des conjectures [2]...

« D'ailleurs, ajoute-t-il, ceux qui admettent les
« esprits sont aussi embarrassés pour expliquer les
« fonctions des nerfs, que ceux qui ne les admettent
« pas... En est-on plus avancé lorsqu'on a suivi les
« détails infinis de Boerhaave et de ses commenta-
« teurs sur cette question ? Ne vaut-il pas mieux
« l'abandonner pour une bonne fois, et la mettre
« au rang de ces questions ennuyeuses par les-
« quelles les anciens commençaient leurs physiolo-
« gies ? Ne profiterons-nous jamais des bévues de
« ceux qui nous ont précédés [3] ? »

1. *Œuvres complètes de Bordeu*, t. I, p. 85.
2. Tome I, p. 85.
3. Tome I, p. 87.

2° *De l'âme.* — *Des esprits animaux* Bordeu passe à l'âme.

« Stahl a prétendu, dit-il, que l'âme dirige tous
« les mouvements du corps, et qu'elle pourrait bien
« l'avoir arrangé lui-même : certains symptômes
« des maladies ne sont que la colère de l'âme, qui
« se prépare à livrer bataille à la matière morbi-
« fique, et si, comme il n'arrive que trop, l'âme
« vient à faire quelque faute par mégarde ou même
« de propos délibéré, ce sont les funestes suites du
« péché originel, qui font que l'âme n'a pas toutes
« les qualités qu'il faut avoir pour diriger le corps
« et le bien conduire [1].... »

« Si on demande d'où vient le mouvement du
« cœur, c'est l'âme qui en est la cause, comme elle
« est celle de la nutrition, et comme elle fait elle-
« même le choix des humeurs qu'elle sait envoyer
« à propos à leur destination, par exemple, lors-
« qu'elle envoie la salive à la bouche, car M. Stahl
« s'est expliqué même sur cette question, et il a dit
« que l'âme a le soin d'humecter la bouche lorsqu'il
« le faut [2]... »

Je m'arrête à ces citations : elles suffisent pour
donner une idée de la manière, et, si je puis ainsi

1. Tome I, p. 203.
2. Tome I, p. 203.

dire, du ton de Bordeu. Je dois seulement constater un fait, c'est qu'à compter de cette moquerie spirituelle et vive, les *esprits animaux* et l'âme, j'entends l'emploi mal entendu de l'*âme pensante*, n'ont plus reparu dans l'école.

3° *Du mécanisme de Boerhaave.* — Pour en finir avec le système des *esprits* et celui de l'*âme*, il avait suffi à Bordeu de quelques traits d'une ironie fine et judicieuse : pour venir à bout du *mécanisme* de Boerhaave, il lui fallait d'autres armes et un terrain plus sûr.

Bordeu le comprit ; et c'est alors que, se fiant au sentiment qu'il a de ses forces, il entreprend cette longue et difficile suite d'expériences sur l'*action des glandes*, qui constitue son plus beau travail physiologique, comme ses études sur le *tissu muqueux* constituent son plus remarquable travail anatomique.

Quand on demandait à un partisan de Boerhaave quelle est la force qui fait sortir la salive des *parotides*, ou les larmes des *glandes lacrymales*, ou le suc pancréatique du *pancréas*, etc., etc., il répondait : *La compression des parties voisines*, et il croyait avoir tout dit. Les *parotides* étaient comprimées par la mâchoire inférieure, les *glandes lacrymales* par le globe de l'œil, le *pancréas* par l'estomac, etc., etc.

Bordeu fait voir, non-seulement qu'à considérer les choses en elles-mêmes il n'est aucune glande qui soit comprimée, mais encore qu'il n'en est aucune où, à considérer sa position particulière et déterminée, la compression ne soit impossible.

On disait que la *parotide* se trouve comprimée quand la mâchoire inférieure s'abaisse, quand la bouche s'ouvre; et Bordeu fait voir que c'est précisément alors que l'espace, compris entre les branches montantes de la mâchoire inférieure et la base du crâne, espace qui sert de loge à la parotide, est le plus grand [1]; et il ajoute, très-sensément que « la compression ne pourrait que nuire, au « lieu d'aider [2]. »

1. « La glande, disent les partisans de l'opinion que nous com-« battons, est dans une cavité bornée par des os : cette cavité « diminue, puisque la mâchoire est portée vers la base du crâne, « la glande est dans un pressoir presque totalement osseux; il « est donc nécessaire qu'elle soit exprimée : en faut-il davantage « pour soutenir l'opinion ordinaire?... Faites mouvoir la mâchoire « inférieure, ouvrez la bouche : qu'arrive-t-il? L'espace, formé « par les branches montantes de la mâchoire inférieure et par « la base du crâne, augmente bien loin de diminuer : la glande « qui est nichée dans cet espace ou dans cette fosse, n'est donc « pas dans un pressoir... » Page 54.

2. « Nous concluons qu'on ne peut pas soutenir que la paro-« tide soit comprimée dans les mouvements de la mâchoire, et « que la compression pourrait nuire à la sécrétion et à l'excré-« tion; de sorte qu'il faut surtout admirer comment cette glande « est placée merveilleusement entre des parties qui paraissent

On disait que les *glandes lacrymales* sont pressées par le globe de l'œil ; et Bordeu fait voir qu'elles sont placées, ou, pour parler comme lui, *nichées* dans une cavité de l'orbite, à l'abri de·toute compression [1].

On disait que le *pancréas* était comprimé par l'estomac ; et Bordeu fait voir que l'estomac n'*appuie* pas même sur le *pancréas* [2].

Et d'ailleurs, combien de glandes qui ne sont évidemment soumises à aucune compression, qui ne peuvent être soumises à aucune, qui sont isolées, libres, sur lesquelles rien ne porte et que rien ne gêne : les *reins* [3], le *foie* [4],

« devoir la gêner, sans que cependant elle soit comprimée. » Page 63.

1. « La fossette, qui est creusée dans la portion de la voûte « orbitaire du frontal, et qu'on sent évidemment vers l'angle « externe de l'orbite, a été faite pour loger la glande qui se niche « dans cette cavité... Cette glande n'a été nichée dans une cavité · « osseuse que pour n'être pas exposée aux efforts des parties du « voisinage... » Page 94.

2. « Est-il vrai que le ventricule appuie sur le pancréas? « Cela ne paraît pas possible... Plus le ventricule se remplit, et « plus il s'éloigne du pancréas... Le ventricule n'agit pas plus « sur le pancréas, lorsqu'il est plein que lorsqu'il est vide... » Page 113.

3. « Les reins paraissent être de tous les corps glanduleux les « plus en liberté... » Page 116.

4. « Le foie doit être regardé comme une glande de celles que « nous avons appelées actives, ou qui ont un mouvement parti-« culier pour la sécrétion. » Page 179.

les *mamelles* [1], les *organes générateurs* [2], etc.!

La *sécrétion* ne dépend donc pas de la *compression* [3] : elle dépend d'une cause très-différente, et d'un ordre beaucoup plus élevé; et cette cause supérieure, générale, *la même* pour toutes les glandes, est l'*irritation* [4], l'*excitation* [5] : pour dire tout d'un seul mot, la *sensibilité* [6] ou l'*action nerveuse* [7].

Ici Bordeu accumule les preuves, et les plus décisives, les plus frappantes.

« Lorsqu'on sent quelque bon mets, dit Bordeu, « la salive vient à la bouche [8]. » Une émotion tendre

1. Page 126.
2. Page 121.
3. On vient de voir que la compression, qui n'est réelle pour aucune, ne peut même être supposée que pour quelques-unes. « Nous avons déjà de quoi fonder, dit Bordeu, une théorie, du « mécanisme des excrétions, tout autre que celle des compres- « sions, qui n'ont point lieu... » Page 126.
4. « Concluons, en résumant tout ce que nous avons détaillé « jusqu'ici, que la sécrétion des glandes ne se fait pas, comme « on l'avait avancé, par la compression du corps glanduleux, « mais par l'*action propre* de l'organe, action que certaines cir- « constances augmentent, comme les *irritations*... » Page 144.
5. « Les glandes ont besoin d'être *réveillées* ou excitées pour « agir... » Page 145. — « Les organes glanduleux doivent être « *excités* pour agir... » Page 145.
6. « La sécrétion se réduit à une espèce de sensation... » Page 163.
7. « Les sécrétions dépendent de l'action des nerfs... » Page 156.
8. Page 131.

ou pénible fait verser des larmes, il n'y a point là de compression survenue ; les passions, l'imagination augmentent ou suspendent toutes les sécrétions ; la section d'un nerf supprime la sécrétion de la glande où il se rend [1], etc., etc.

Voilà donc tout un ordre de fonctions enlevées et soustraites au pur *mécanisme*, à la simple *compression physique*, et ramenées à la véritable et primitive source de toute fonction essentiellement vitale, à *l'action nerveuse*.

Bordeu pose une *sensibilité générale*, dont le fond est le même pour toutes les parties, et puis il pose une *sensibilité propre* pour chaque organe. C'est là toute sa doctrine.

Mais ici même commence à paraître l'écueil, écueil presque inévitable, contre lequel va bientôt se briser cet ingénieux et léger système d'idées.

Je dis *presque inévitable :* il était bien difficile, en effet, qu'ayant sous la main toutes ces *sensations particulières*, toutes ces *sensibilités propres*, que Bordeu leur avait données, les physiologistes ne vinssent rapidement, et Bordeu tout le premier, à en abuser.

« La sécrétion, dit Bordeu, se réduit à une espèce

1. « Les nerfs qui vont à une glande étant coupés, la sécré-
« tion de cette glande est suspendue... » Page 156.

« de sensation [1],... chaque nerf a son goût parti-
« culier [2]... chaque glande a son tact [3]... » Enfin, il
va jusqu'à dire que « chaque partie est un *animal
dans l'animal : animal in animali* [4]... »

On voit renaître, sous d'autres noms, le *grand
archée* et les *petits archées* [5] de Van Helmont. La *sensibilité générale* est le *grand archée* ; les *sensibilités
propres* sont les *petits archées* [6] ; et M. Cuvier a très-
grande raison de dire :

1. « La sécrétion se réduit à une espèce de sensation : les
« parties propres à exciter telle sensation passeront, et les autres
« seront rejetées ; chaque glande, chaque orifice aura son *goût*
« particulier ; tout ce qu'il y aura d'étranger sera rejeté pour
« l'ordinaire. » Page 163.

2. Page 164. « Les nerfs *attentifs* et insensibles à tout ce qui ne
« les regarde point, ne laissent passer que ce qui a donné de bonnes
« preuves....; on peut dire que la séparation de la bile se ferait
« par la bouche, si les nerfs de la parotide avaient une autre *sen-
« sibilité*, ou, si nous osons l'avancer, un autre *goût*. Page 164. »

3. Pages 163 et 164.

4. Page 187.

5. Indépendamment de son *grand archée*, Van Helmont avait
imaginé plusieurs *petits archées*, chargés chacun du soin d'un
organe. Le cerveau, le foie, l'utérus, etc., avaient chacun leur
petit archée.

6. Pour plus de similitude encore, l'ami de Bordeu, Fouquet,
appelle les *sensibilités propres : de petites vies*. « La sensibilité
« étant distribuée par doses à toutes les parties organiques du
« corps, chaque organe vit ou sent à sa manière, et le concours
« ou la somme de ces vies particulières fait la vie en général, de
« même que l'harmonie, la symétrie et l'arrangement de ces
« petites vies font la santé. » (*Encyclopédie*), art. *Sensibilité*.)

« On introduisit dans le langage une innovation
« qui, pendant longtemps, a semblé faire de la
« physiologie, non-seulement la plus difficile, mais
« la plus mystérieuse de toutes les sciences. Cette
« innovation consista à généraliser l'idée de sen-
« sibilité au point de donner ce nom à toute coopé-
« ration nerveuse accompagnée de mouvement,
« même lorsque l'animal n'en avait aucune percep-
« tion. On établit ainsi des sensibilités organiques,
« des sensibilités locales, sur lesquelles on raisonna,
« comme s'il s'était agi de la sensibilité ordinaire
« et générale. L'estomac, le cœur, la matrice, selon
« ces physiologistes, sentirent et voulurent; et
« chaque organe devint, à lui seul, une sorte de
« petit animal, doué des facultés du grand [1].

II. — De Bichat et de sa théorie des propriétés vitales.

J'arrive au point le plus important de la physiologie de Bichat, je veux dire à sa théorie des *propriétés vitales.*

Après avoir divisé la *vie* en deux *vies*, et divisé
pareillement en deux ordres les caractères, soit
anatomiques, soit physiologiques, qui distinguent

---

1. *Rapport* sur mes expériences touchant le *système nerveux.*
Voyez mon livre intitulé : *Recherches expérimentales sur les
propriétés et les fonctions du système nerveux,* p. 64 (2e édition).

les deux vies l'une de l'autre [1], Bichat cherche aussi deux ordres de *forces* ou de *propriétés vitales* : les *propriétés* de la *vie animale*, et les *propriétés* de la *vie organique*.

Mais, vains efforts ! il ne trouve partout que les mêmes *propriétés*, que les mêmes *forces* : la même *sensibilité* et la même *contractilité* (car il ne connaissait encore que ces deux forces-là).

Alors que fait-il ? Il partage très-adroitement chacune. de ces *forces* en deux ; moyennant quoi, il a tout ce qu'il désire, c'est-à-dire deux *sensibilités* et deux *contractilités* : la *sensibilité* de la *vie animale* et la *sensibilité* de la *vie organique*, la *contractilité* de la *vie animale* et la *contractilité* de la *vie organique*.

« Parlerai-je des propriétés vitales ? dit Bichat. « Voyez la sensibilité animale dominante dans les « nerfs ; la contractilité de même nature, spéciale- « ment marquée dans les muscles volontaires ; la « contractilité organique sensible, formant la pro- « priété spéciale des involontaires ; la contractilité « insensible et *la sensibilité de même nature*, caracté- « risant surtout les glandes, la peau, etc., etc. [2]. »

Ce détour, et, si je puis ainsi parler, ce subterfuge

---

1. Voyez ci-devant, p. 135 et suiv.
2. *Anatomie générale*, p. lxxxij (1re édition).

de mots n'avait pu échapper au coup d'œil net et juste de M. Cuvier. « Dans la difficulté, jusqu'ici non « surmontée, dit M. Cuvier, de se faire une idée « claire de ce grand phénomène » (le phénomène de la *sécrétion* des glandes),... «on a employé des « expressions figurées, on a supposé dans ces or- « ganes quelque faculté semblable à celle qui nous « fait choisir nos aliments, par exemple, et c'est ce « qu'on a appelé *sensibilité organique*; l'on a aussi « appliqué cette formule aux contractions des mus- « cles involontaires du cœur, de l'estomac, etc. « Mais il ne faut pas que l'on se fasse illusion; « ces termes n'expliquent rien; ils impliquent « même contradiction : ce serait une *sensibilité* « *insensible*, comme Bichat est sur le point de « l'écrire» (*la contractilité insensible, la sensibilité de même nature*[1]), « sans oser achever, parce que « en effet, son bon esprit lui faisait sentir que ces « mots, trop employés depuis Bordeu, n'étaient « que des mots vides de sens [2]. »

Mais ici ce ne sont pas seulement les mots qui se contredisent; ce qui se contredit encore plus, ce sont les faits et la théorie.

Il n'y a qu'une *sensibilité*, partout la même, tou-

---

1. Voyez la citation précédente.
2. *Leçons d'anatomie comparée*, t. I, p. 33 (2ᵉ édition).

jours de même *nature*, et ne variant jamais, d'un organe à l'autre, que par le degré, et, si je puis ainsi parler, par la *dose* [1].

Car ce n'est point par eux-mêmes, ce n'est point par une vertu inhérente et propre, que les organes sont *sensibles :* les organes ne sont sensibles que par leurs *nerfs.*

Haller, ce grand maître en fait d'analyse expérimentale, nous a appris deux choses également importantes, la première, que, entre toutes les parties de l'économie animale, le *nerf* seul est *sensible ;* et la seconde, que, entre toutes ces mêmes parties, le *muscle* seul est *contractile.*

Le *nerf,* qui est *sensible,* n'est pas *contractile ;* le *muscle,* qui est *contractile,* n'est pas *sensible :* chaque partie du corps a sa propriété spéciale, sa qualité distincte ; et tous nos travaux, depuis Haller, ne tendent qu'à ce but, nettement marqué, de démêler et de localiser, l'une après l'autre, toutes les propriétés vitales.

Notre siècle a fait, en ce genre, de grands progrès. Deux physiologistes illustres, M. Ch. Bell en Angleterre et M. Magendie en France, ont découvert, dans chaque nerf, deux nerfs : l'un exclu-

---

1. Contraint par la force des choses, Bichat se servira bientôt lui-même de ce mot *dose,* que j'emploie ici.

sivement *sensitif*, l'autre exclusivement *moteur*[1].

J'ai prouvé que le *cerveau proprement dit* est le siége exclusif de l'*intelligence*; que le *cervelet* est le siége d'une faculté toute nouvelle, et jusqu'ici restée inconnue, la faculté d'*équilibrer* ou de *coordonner* les *mouvements de locomotion*; j'ai circonscrit le siége du *principe de la vie* dans un espace déterminé, et qui n'a pas deux lignes d'étendue. Il y a plus. J'ai prouvé que l'organe où réside l'intelligence, l'organe central de la vie animale, le *cerveau,* est profondément et absolument *insensible*.

Il en est de même du *cervelet :* le *cervelet* est aussi *impassible* que le *cerveau*[2].

Mais, sans en venir jusqu'à ces exemples-là, que Bichat ne pouvait connaître, les expériences, et je dirai même les observations les plus simples et les plus communes, nous font voir tous les jours que les parties ordinairement *insensibles,* les *os,* les *tendons,* les *muscles,* etc., le *cœur,* l'*estomac,* les *intestins,* etc., passent, dans certains cas, de leur *insensibilité* ordinaire à la *sensibilité* la plus vive et la plus extrême.

Bichat ne pouvait ignorer de tels exemples : aussi ne les ignorait-il pas ; et après avoir intitulé

1. Voyez, ci-devant, p. 33 et suivantes.
2. Voyez, ci-devant, p. 54.

son chapitre : *Des deux espèces de sensibilités, animale et organique,* il finit ce même chapitre par
déclarer qu'il n'y a pas *deux sensibilités,* qu'il n'y
en a qu'*une,* que, « quoique (c'est lui qui parle)
« les deux sensibilités, animale et organique, pré-
« sentent, au premier coup d'œil, une différence
« notable, cependant leur nature paraît être essen-
« tiellement la même, et que l'une n'est proba-
« blement que le maximum de l'autre. C'est tou-
« jours la même force qui, plus ou moins intense,
« se présente sous divers caractères [1]. »

Et il ajoute : « ce qui varie la dose de sensibi-
« lité [2], c'est tantôt l'ordre naturel : ainsi la peau,
« les nerfs sont supérieurs, sous ce rapport, aux
« tendons, aux cartilages, etc.; tantôt ce sont les
« maladies : ainsi, en doublant la dose de sensibilité

1. *Recherches physiologiques sur la vie et la mort,* p. 101.
2. Voilà donc les *sensibilités propres* de Bordeu réduites à n'être
que des *doses diverses* de la même *sensibilité* (voyez, ci-devant,
la note de la page 173); mais le fond du système n'y perd guère;
Bichat fait, avec les *doses diverses* de *sensibilité,* tout ce que
Bordeu faisait avec les *sensibilités propres.* « C'est cette somme
« de sensibilité déterminée pour chaque organe, dit Bichat, qui
« compose spécialement sa *vie propre,* c'est elle qui fixe la nature
« de ses rapports avec les corps qui lui sont étrangers, » p. 105.
Le mot *vie propre* est substitué à celui de *sensibilité propre;* et
tout le changement est là. « Voilà, dit encore Bichat, comment
« les bouches des lactés, ouvertes dans les intestins, n'y puisent

« des seconds, l'inflammation les égale, les rend
« même supérieurs aux premiers [1]. »

Le chapitre sur la *contractilité* commence par
un titre tout pareil à celui sur la *sensibilité : Des
deux espèces de contractilité, animale et organique* [2];
mais il ne finit pas de même. L'auteur y reste plus
conséquent avec lui-même, et la conclusion avec
les prémisses. « Nous avons vu, dit Bichat, que les
« limites qui distinguent les deux modes de sensi-
« bilité ne paraissent tenir qu'à la proportion plus
« ou moins grande de cette force;... il n'en est pas
« ainsi des deux grandes divisions de la contrac-
« tilité, considérée en général. L'organique ne
« peut jamais se transformer en animale : quels
« que soient son exaltation, son accroissement,
« elle reste toujours de même nature [3]; » c'est-à-
dire, car c'est là ce qu'entend Bichat, que les muscles de la *vie organique* restent toujours indépen-
dants de la *volonté* [4], et que les muscles de la *vie
animale* y restent toujours soumis.

« que le chyle, et n'absorbent point les fluides qui se trouvent
« mêlés à lui, fluides avec lesquels leur sensibilité n'est point
« en rapport, » p. 106; et Bordeu n'aurait pas mieux dit.

1. *Recherches physiologiques sur la vie et la mort*, p. 104.
2. *Ibid.*, p. 112.
3. *Ibid.*, p. 120.
4. Ou du *cerveau*.

Sans doute, et la chose est incontestable; mais que faut-il en conclure? qu'il y a deux espèces de *contractilité*, comme le dit Bichat? assurément, non. Il n'y a pas plus deux *contractilités* qu'il n'y a deux *sensibilités*. La circonstance d'être, ou non, soumise à la volonté n'est qu'une circonstance éloignée, externe [1], qui ne touche en rien à la nature, à l'essence de la *contractilité*. C'est toujours la même *contractilité*, la même propriété musculaire, la même force du muscle : seulement le muscle a, dans un cas, avec le cerveau, siége de la volonté, des rapports, des connexions nerveuses, qu'il n'a pas dans l'autre [2].

Bichat se faisait si peu une idée juste de la *contractilité*, qu'il la suppose répandue partout ; et cela au moment même où, par le plus heureux de ses travaux, Haller venait de la localiser exclusivement et définitivement dans le muscle.

Mais ce n'est pas tout : après avoir divisé la *con-*

1. « L'estomac, les intestins prennent souvent une susceptibilité « pour la contraction, telle que le moindre contact les fait sou- « lever et y détermine de violents mouvements ; or, ces mouve- « ments conservent toujours alors leur type et leur caractère « primitifs; jamais le *cerveau* n'en règle les secousses irrégu- « lières..., » p. 121.

2. Voyez, touchant cette grande question des rapports des mouvements avec la volonté, le chapitre V de la première partie de ce livre.

tractilité en deux *espèces*, la *contractilité animale* et la *contractilité organique*, Bichat reprend celle-ci, la *contractilité organique*, et la subdivise en deux *variétés*, la contractilité organique *sensible* et la contractilité organique *insensible*.

« La contractilité organique sensible répond à
« peu près, dit-il, à ce qu'on nomme irritabilité, et
« la contractilité organique insensible, à ce qu'on
« appelle *tonicité* [1]. »

Rien de cela n'est exact. La *contractilité animale* n'est que la *contractilité organique*; l'une et l'autre ne sont que l'*irritabilité*; et, quant à la *tonicité*, c'est une tout autre force [2].

On ne peut s'empêcher de voir que Bichat n'a plus ici son allure libre et facile; lui-même le sent bien vite, et, pour se tirer d'affaire, il renvoie aux médecins de Montpellier.

« Je renvoie, dit-il, à ce qu'ont écrit les médecins
« de Montpellier [3]. »

C'était se mal adresser. Sur toutes ces difficultés-ci, les médecins de Montpellier sont très-confus et fort peu d'accord.

1. *Recherches physiologiques sur la vie et la mort*, p. 116.
2. Voyez ce que j'ai dit de la *tonicité*, p. 121. (*Remarques préliminaires*).
3. *Rech. phys. sur la vie et la mort*, p. 112.

Vient, en premier lieu, Bordeu, le très-spirituel mais très-impérieux Bordeu, qui n'a jamais voulu souffrir que l'on séparât l'*irritabilité* de la *sensibilité*.

« Les savants ont reçu avec empressement, dit-il,
« les expériences et les réflexions d'un médecin
« philosophe des plus distingués de ce siècle,
« M. Haller : il a pris l'irritabilité des parties du
« corps vivant pour un principe général, et il l'a
« mise à la place de la sensibilité, qui avait de
« même été regardée comme un principe général
« dans l'école de Montpellier, avant qu'il fût ques-
« tion de l'irritabilité, considérée sous ce point de
« vue. Or, la sensibilité paraît plus aisée à com-
« prendre que l'irritabilité, et elle peut très-bien
« servir de base à l'explication de tous les phéno-
« mènes de la vie... [1] »

Vient ensuite Barthez. Il combat Bordeu. « On
« manque, dit Barthez, à ce que prescrit la bonne
« méthode de philosopher dans la science de
« l'homme, lorsqu'on soutient, avec quelques phy-
« siologistes récents, cette opinion (qu'on a fausse-
« ment attribuée à l'école de Montpellier) que c'est
« la *sensibilité* qui est le principe de la vie dans
« l'homme et dans les animaux [2]. »

1. *OEuv. comp.*, p. 668.
2. *Nouveaux éléments de la science de l'homme*, t. I, p. 179 (2ᵉ édition).

Barthez ne s'en tient pas là. Il distingue très-bien les forces *toniques* des forces *motrices*, et les forces *motrices* des forces *sensitives*. Il commence même par donner une définition très-nette du mouvement *tonique* et du mouvement dû aux forces *motrices*.

« Les mouvements de tous les solides vivants se « font, dit-il, de deux manières : ou avec un progrès « rapide, et que nos sens ne peuvent suivre, ou avec « une marche trop tardive pour que l'imperfection « de nos sens nous permette de l'apercevoir [1]. » — « Le dernier de ces mouvements, continue-t-il, est « le mouvement tonique ; on peut donner au pre- « mier le nom de mouvement musculaire [2]. »

Et jusque-là, rien de mieux ; mais il ajoute : « Quoique le mouvement musculaire s'exécute « principalement dans les muscles, il a lieu aussi « dans des organes dont la structure n'est point « musculaire [3] » ; et c'est, du même coup, recon- naître et méconnaître la belle découverte d'Haller.

Enfin, un troisième médecin de Montpellier, et très-digne d'être cité à côté des deux précédents, Fouquet, revient à l'opinion de Bordeu, critiquée par Barthez.

---

1. *Nouveaux éléments de la science de l'homme*, t. I, p. 112.
2. *Ibid.*, p. 113.
3. *Ibid.*, p. 113.

Fouquet veut, comme Bordeu, que le *principe sentant* et le *principe mouvant* ne soient qu'un seul et même principe, qu'il n'y ait qu'un principe, la *sensibilité*; et, dans une de ces phrases figurées qui lui étaient familières, il appelle l'irritabilité : *une branche égarée de la sensibilité* [1].

1. *Encyclopédie*, art. *Sensibilité*.

CHAPITRE V

HALLER.

I. — D'Haller et de son analyse des propriétés vitales.

Appelé à l'Université de Gœttingue en 1736, Haller y passa dix-sept années, dont les sept dernières furent consacrées tout entières à l'art difficile et supérieur des expériences. En 1752 parurent ses belles découvertes sur *l'irritabilité* et la *sensibilité*; et, dès ce moment, un nouvel horizon s'ouvrit.

« C'est de l'année 1746, nous dit Haller lui-même, « que je date mes fréquentes expériences sur les « animaux vivants. La dispute sur la respiration [1] « m'engagea à les multiplier, et peu à peu le goût « s'en répandit. Plusieurs de mes élèves voulurent « faire des cours d'expériences pour en enrichir « leurs thèses inaugurales. Je conduisis leurs expé- « riences ; j'en fis un nombre presque incroyable, « et des faits détachés s'offrirent de tous côtés à « mes yeux [2]... »

1. Haller : *De respiratione experimenta anatomica quibus aeris inter pulmonem et pleuram absentia demonstratur*, etc. Gœttingue, 1746.

2. *Mémoires sur la nature sensible et irritable des parties du corps animal*, t. I, p. 3. Lausanne, 1756 (traduct. franç.).

Haller avait l'esprit essentiellement critique.

Son premier écrit [1] avait été la réfutation d'une erreur anatomique, échappée à un médecin de Berlin [2] concernant l'existence d'un prétendu canal salivaire. Ce fut par la réfutation d'une erreur physiologique qu'il commença sa carrière expérimentale.

Il y avait dans le voisinage de Gœttingue, à Iéna, un professeur qui, s'il n'eût imaginé une bévue, serait probablement resté inconnu, et qui dut à cette bévue même une certaine célébrité.

Hamberger avait imaginé qu'il y avait de l'air entre la plèvre et le poumon. A la vérité, on ne voit pas trop d'où cet air aurait pu venir, car le poumon est clos, parfaitement clos [3], et, de plus, s'il y avait de l'air entre le poumon et la plèvre, l'inspiration serait impossible, car le mécanisme de l'inspiration tient précisément au vide, au vide absolu, qui se trouve là.

Haller combattit donc Hamberger. Il soutint qu'Hamberger se trompait, qu'il n'y avait point d'air où celui-ci en supposait [4]; il le soutint, il le

---

1. Sa *Thèse doctorale*, soutenue en 1727.

2. Coschwitz : *Dissertatio de ductu salivali novo*, Hall. 1724.

3. Du moins dans l'homme et les mammifères, et il ne s'agit ici que de l'homme.

4. Voyez la Dissertation d'Haller, citée dans la note 1 de la page précédente : *De respiratione experimenta...*

prouva par des expériences ; c'est par *sa dispute sur la respiration*, qu'il prit le *goût des expériences*, qu'il répandit ce *goût*, et fonda l'école expérimentale de Gœttingue, qui a été la plus grande école physiologique du xviii° siècle.

Haller quitta Gœttingue en 1753, rappelé à Berne, sa patrie, par les honneurs dont on se plut à l'y entourer, et par les places qu'on *inventa* pour l'y retenir [1].

En arrivant à Gœttingue, il avait trouvé une Université naissante [2] et encore sans nom, une ville si pauvre que les rues n'en étaient pas même pavées ; en quittant Gœttingue, il laissait une Université illustre, illustre d'une gloire qui était la sienne, et comme une ville nouvelle créée par sa parole :

Aux accords d'Amphion les pierres se mouvaient,
Et sur les murs thébains en ordre s'élevaient.

A Gœttingue, Haller avait publié ses expériences sur la respiration, ses premiers éléments de physiologie, ses expériences sur la sensibilité, sur l'irritabilité, sur le mouvement du sang. C'est à Berne qu'il fit ses expériences sur la génération, le déve-

1. L'État de Berne créa une charge exprès pour Haller, avec la clause formelle qu'elle serait supprimée après sa mort.

2. La création de l'Université de Gœttingue est de 1736, de l'année même où y fut appelé Haller.

loppement du fœtus, celui du poulet dans l'œuf, la formation des os, etc., et qu'il publia le plus célèbre de ses ouvrages, sa grande physiologie.

Je ne considère ici que le physiologiste; mais peut-on oublier, en parlant d'Haller, l'anatomiste profond, le botaniste consommé, l'homme de l'érudition la plus étendue dans les sciences naturelles qui fut jamais, enfin le littérateur, *devoir* (je me sers de son expression) qu'il ne prenait pas moins au sérieux que les autres : « J'étais accablé, dit-il, « par les différents devoirs de professeur, d'acadé-« micien, de magistrat et de littérateur[1]. »

Cependant, l'analyse des forces de la vie, des propriétés vitales, était d'un tel prix que de l'avoir seulement commencée comptera plus à Haller que tous ses autres travaux réunis ensemble. C'est là son grand titre ; et lui-même ne s'y trompait pas.

Dans une *Réponse générale* à ses adversaires, « adversaires violents, dit-il, qui n'ont épargné ni « ma probité ni aucune des qualités qui pouvaient « m'attirer la bonne opinion de mon siècle, » il s'exprime ainsi :

« Je viens de donner le recueil le plus nombreux « d'expériences qui ait peut-être jamais paru pour

----

1. *Mém. sur la nat. sensib. et irrit.*, etc., t. I, p. 102.

16.

« prouver une vérité physique [1]... » — « Engagé dans
« un ouvrage immense, il m'importe de constater ce
« que je devrai enseigner sur la sensibilité de la
« plus grande partie du corps animé... Il n'y a que
« l'erreur qui doive me donner de la peine, et si
« j'y ai demeuré depuis sept ou huit ans, il n'est
« pas trop tard d'en sortir encore et de rejoindre
« le parti de la vérité dans un ouvrage, qui est celui
« de ma vie entière, et qui doit faire passer à la
« postérité les sentiments réfléchis de ma vieil-
« lesse [2]. »

Jamais auteur ne s'est épanché dans un langage
plus digne. *L'ouvrage immense* dont parle Haller,
cet ouvrage, *qui est celui de sa vie entière, et qui
doit faire passer à la postérité les sentiments réfléchis de sa vieillesse,* est sa grande physiologie ; mais
il est aisé de voir que, dans ce grand ouvrage, ce
qui le touche le plus, le point sur lequel il appelle
d'une manière plus particulière et plus émue le
regard de la postérité, est ce travail heureux par
lequel il a séparé les *parties insensibles* des *parties
sensibles*, les *parties sensibles* des *parties irritables*, et par lequel il a fait faire aux physiologistes le premier pas qu'ils eussent encore fait

1. *Ibidem*, t. IV, p. 21.
2. *Ibidem*, t. IV, p. 22.

dans l'analyse expérimentale des propriétés vitales.

Voyons donc jusqu'où Haller a poussé cette délicate et fondamentale analyse.

L'homme a deux grandes facultés : celle de *sentir* et celle de *se mouvoir ;* mais le mouvement dépend-il de la sensibilité? Dépendent-ils l'un et l'autre d'un seul et même principe? Ou bien, au contraire, y a-t-il deux principes distincts, deux forces propres, deux facultés indépendantes et séparées? toutes questions auxquelles nul physiologiste n'aurait pu répondre avant les deux célèbres mémoires d'Haller, le premier sur la *sensibilité* [1] et le second sur l'*irritabilité* [2].

Dans ces deux mémoires, Haller sépare nettement la force de *sentir* de celle de *se mouvoir*, la *sensibilité* de l'*irritabilité* : le nerf seul est *sensible*, et le muscle seul *irritable*, ou, comme nous disons aujourd'hui plus communément, *contractile*.

Si on lie ou coupe le nerf d'un muscle, ce muscle perd aussitôt toute sa *sensibilité*, mais il conserve son *irritabilité*.

L'*irritabilité* et la *sensibilité* sont si différentes l'une de l'autre, que les parties les plus *irritables* ne

1. Lu devant la société royale de Gœttingue, le 22 avril 1752.
2. Lu devant la société royale de Gœttingue, le 6 mai 1752. Voyez ces deux mémoires dans l'ouvrage déjà cité : *Mémoires sur la nature sensib. et irritab.*, etc. Lausanne, 1756.

sont pas *sensibles*, et que les plus *sensibles* ne sont pas *irritables*.

Le nerf, organe exclusif de toute sensation, n'est point *irritable*; et le muscle, organe exclusif de tout mouvement, n'est *sensible* que par ses nerfs.

Enfin, toutes les parties qui ont à la fois des muscles et des nerfs, sont à la fois *contractiles* et *sensibles*, et toutes les parties qui n'ont ni nerfs ni muscles, ne sont ni *sensibles* ni *contractiles*.

Il y a donc trois ordres de parties : les parties *irritables*, c'est-à-dire les parties *musculaires*; les parties *sensibles*, c'est-à-dire les parties *nerveuses*; et les parties qui ne sont ni *irritables* ni *sensibles*, du moins essentiellement et par elles-mêmes, c'est-à-dire les parties qui ne sont ni muscles ni nerfs : la peau, qui, quoique *très-sensible*, ne l'est que par ses nerfs, l'estomac qui, quoique *très-irritable*, ne l'est que par ses muscles, etc. [1].

Et de même qu'il y a trois ordres de parties, il y a aussi trois ordres de propriétés, de forces : la *sen-*

---

[1]. Haller faisait une classe particulière des *tendons*, du *périoste*, de la *dure-mère*, etc., parties qu'il déclarait *absolument* insensibles, et qui le sont, en effet, dans l'état normal. Il niait même les nerfs de toutes ces parties, qui toutes en ont, et qui toutes, quand elles sont enflammées, deviennent très-sensibles et très-douloureuses. (Voyez, ci-devant, p. 88, les expériences par lesquelles j'ai éclairci ce point fondamental de doctrine.)

sibilité, propriété des nerfs; l'*irritabilité,* propriété des muscles, et l'*élasticité,* la simple *élasticité,* propriété qui se joint à la *sensibilité* dans le nerf, à l'*irritabilité* dans le muscle, et qui, dans toutes les autres parties de l'économie animale, existe seule.

II. — De Bichat et de son analyse des propriétés vitales.

Entre Haller et Bichat, ou plutôt entre leurs deux systèmes de forces, de propriétés vitales, la comparaison sera bientôt faite.

Bichat admet trois propriétés, comme Haller : la *sensibilité,* la *contractilité* ou *irritabilité,* et l'*extensibilité* ou *contractilité de tissu, extensibilité* qui n'est évidemment que l'*élasticité* d'Haller [1]; seulement Bichat partage chacune des deux premières et principales propriétés, la *sensibilité* et la *contractilité,* en deux autres : 1° la *sensibilité animale* et la *sensibilité organique,* 2° la *contractilité animale* et la *contractilité organique;* et je ne fais ici que rappeler cette division, nous avons déjà vu ce qu'il faut en penser [2].

1. « On a confondu, dit Haller, l'irritabilité avec la force élas-« tique; on aurait bien dû séparer une puissance vitale d'une « force qui reste après la mort » (*Mém. sur la nat. sensib. et irritab.,* etc., t. IV, p. 94). Et Bichat dit : « La contractilité « de tissu est l'attribut commun à toutes les parties, vivantes ou « mortes, qui sont organiquement tissues. » Page 128.

2. Page 171 et suiv.

CHAPITRE VI

FOUQUET,

OU DE LA LUTTE ENTRE LES PARTISANS DE LA SENSIBILITÉ ET CEUX DE L'IRRITABILITÉ.

I. — De Bordeu et de Fouquet ou des partisans de la sensibilité.

Je l'ai déjà dit [1] : on était las des *esprits animaux* de Galien, des *archées* de Van Helmont, de l'*âme* de Stahl. Bordeu parut. Il se moqua des *esprits*, des *archées*, de l'*âme*, et définit la vie par la *sensibilité*. Cette définition hardie fut très-goûtée. Du moins on l'entendait. Il se forma une école dont les partisans prirent le nom de *Sensibilistes*. C'est Fouquet lui-même qui nous l'apprend.

« Les *Sensibilistes*, en travaillant, dit-il, à forti-
« fier de plus en plus cette doctrine » (la doctrine
de la *sensibilité*), « à en établir la supériorité, à en
« démontrer les avantages, ont tâché d'éviter, au-
« tant qu'ils l'ont pu, qu'une imagination présomp-
« tueuse n'abusât du dogmatique de la *sensibilité*,
« au point que, par une extension immodérée et
« contraire à la bonne manière de philosopher,
« cette doctrine fût employée à expliquer indiffé-

1. Page 161 et suiv.

« remment tous les phénomènes de l'économie
« vivante, même les plus inexplicables [1]... »

Ce dernier trait paraît d'abord fort sage et plein
de réserve; mais, au fond, combien n'est-il pas
outré? Et, en effet, tous les phénomènes *explicables*
de l'économie vivante peuvent-ils être *expliqués* par
la seule *sensibilité?*

Fouquet ajoute : « Je crois pouvoir donner la
« préférence à la dénomination de *sensibilité* sur
« celle de *principe vital*, comme plus propre à ex-
« primer les affections des corps vivants ou des
« corps organisés, quoique la doctrine de la *sensi-*
« *bilité* soit la même que celle du *vitalisme*, puisque
« tout ce qui est *sensible* est *vital* [2]. »

Pur jeu de mots! Sans doute, tout ce qui est *sen-*
sible est *vital*; mais le *vital* ne se réduit pas au *sen-*
sible; le *sensible* n'est qu'une partie du *vital*; la
sensibilité n'est qu'un *élément*, une *faculté*, une
force de la *vie*, et n'est pas la *vie*.

Il faut en dire autant de l'*irritabilité*. L'*irritabi-*
lité n'est qu'un *élément* de la *vie* et n'est pas la *vie*.
Les partisans d'Haller ne sont pas plus admissibles
dans leurs prétentions que les partisans de Bordeu.
La *vie* n'est pas telle ou telle faculté prise à part,

---

1. Fouquet : *Discours sur la clinique*, p. 80 (an xi).
2. *Ibid.*, p. 78.

l'*irritabilité*, la *sensibilité*, ou une autre (et il y en
a beaucoup d'autres) : la *vie* est l'ensemble des
forces de la *vie*.

« Bordeu, nous dit Fouquet, a été le premier qui,
« dès 1739, ait conçu dans son génie et embrassé
« dans sa pensée l'influence de la *sensibilité* sur les
« diverses opérations de l'économie vivante. Il em-
« ploya plus de quatre années à des expériences
« sur les animaux dans son amphithéâtre et à des
« élucubrations continuelles pour établir la vérité
« de ce dogme. Dans le même temps, ou à peu près,
« il donna à cette école[1] sa dissertation *de Sensu*,
« imprimée en 1742[2]; et bientôt parurent les *Recher-*
« *ches anatomiques sur les glandes*, où l'auteur a
« porté le coup mortel au *boerhaavisme*, et dont il
« avait donné un avant-goût au public dans sa
« thèse sur la *sensibilité des glandes*, qu'il fit soute-
« nir en 1744 dans cette même Faculté. Mais, dès
« 1742, il avait fait connaître sa belle division des
« fonctions, en celles qui se font avec un sentiment
« manifeste et un mouvement occulte, et celles qui
« ont lieu avec un sentiment occulte et un mouve-
« ment manifeste, division qui paraît avoir donné,
« dans le temps, à Haller, l'idée de son système

---

1. L'École de Montpellier.
2. Voyez, ci-devant, p. 161 et suiv.

« sur l'*irritabilité*, qu'on a prétendu mal à propos
« isoler de la sensibilité, à qui elle tient essentiel-
« lement et nécessairement [1]. »

Tous ces détails sur Bordeu sont curieux et pré-
cieux, car ils viennent de l'homme qui l'a le plus
connu et le mieux compris. Mais que, d'un autre
côté, Fouquet comprenait peu Haller [2]! Ce n'est pas
mal à propos qu'Haller a *isolé* la *sensibilité* de l'*irritabilité* : tout son mérite, au contraire, toute sa
gloire est de les avoir isolées, et définitivement
isolées, en plaçant et localisant exclusivement l'une
dans le *nerf* et l'autre dans le *muscle* [3].

II. — D'Haller et de ses élèves ou des partisans de l'irritabilité.

Fouquet et Bordeu eurent beau faire ; l'esprit
humain veut du nouveau :

Il nous faut du nouveau, n'en fût-il plus au monde [4].

On laissa la *sensibilité* et l'on courut à l'*irritabilité*.

Fouquet, élève de Bordeu, avait dit : « La sensibi-

1. *Discours sur la clinique*, p. 78.
2 Nous avons vu, p. 179, que Bordeu ne le comprenait pas
mieux. « M. Haller a pris l'*irritabilité* pour un principe général,
« et il l'a mise à la place de la *sensibilité...* »
3. Voyez, ci-devant, p. 187 et suiv.
4. La Fontaine.

« lité est l'agent conservateur de la vie, l'animalité
« par excellence [1]... » Les élèves d'Haller soutinrent,
avec la même assurance, que l'*irritabilité* était la
vie. L'un d'eux, Zimmermann, écrivit une thèse
pour prouver la proposition [2], et un autre, Tissot [3],
trouva qu'il l'avait admirablement prouvée. Haller
fut de l'avis de tous les deux.

On ne s'arrêta point là. L'*irritabilité* fut une
*propriété nouvelle de la nature, entièrement différente
de toutes celles qu'on avait connues jusque-là dans les
corps* [4], etc., etc.

« Presque tous les modernes, dit Haller lui-même,
« ont regardé l'*irritabilité* comme la source de tous
« les mouvements de la machine animée et comme
« la vie même [5]. »

D'abord, l'*irritabilité* n'était point *nouvelle;* elle

1. *Encyclopédie*, art. *Sensibilité*.

2. « Meretur *irritabilitas* inter primarias proprietates corpo-
« rum recipi, ut quæ animalibus omnibus est communis, eorumque
« fortè *vitam sola absolvit...* » Zimmermann : *Dissertatio phy-
siologica de irritabilitate*, p. 70. Gœttingue, 1751.

3. Tissot : *Vie de Zimmermann*, p. 11 et suiv. — Genève, 1797.
Voyez aussi le *Discours préliminaire* que ce même Tissot a mis en
tête de sa traduction des *Mémoires* d'Haller *sur la nature sensible
et irritable des parties du corps animal*, p. v.

4. Tissot : *Discours préliminaire,* mis en tête des *Mémoires sur
la nature sensible et irritable des parties du corps animal*, p. v.

5. *Mémoires sur la nature sensible et irritable des parties du
corps animal*, t. IV, p. 97.

avait été connue de Glisson [1]; et c'est de Glisson même qu'elle tenait ce nom d'*irritabilité*.

En second lieu, elle n'est pas la *vie même*, ni même la propriété première de la *vie*; car au-dessus d'elle il y a la *sensibilité*, comme, au-dessus du *muscle*, il y a le *nerf*.

Enfin, elle est subordonnée au *nerf* par un autre côté encore; car indépendamment de la *sensibilité*, le *nerf* a une autre faculté, la *motricité*, faculté nouvellement démêlée de la *sensibilité*, et qui est la faculté même (elle, et non la *sensibilité*) en vertu de laquelle le *nerf* agit sur le *muscle* et le contraint à se mouvoir sous les ordres de la *volonté*.

III. — De deux adversaires particuliers d'Haller.

Dans cette foule d'adversaires que lui suscita sa belle découverte de l'*irritabilité*, Haller en rencontra deux d'une nature très-singulière.

Le premier fut Whytt, espèce de stahlien attardé qui s'imagina être fort habile que de soutenir contre Haller que l'*irritabilité*, cette prétendue grande découverte, n'était autre chose que l'*âme* [2].

Haller lui répondit très-bien qu'à ce compte

1. *Tractatus de ventriculo et intestinis.* Londini, 1677.
2. *Essay on vital motion in animals.* Édimb., 1751.

l'*âme* serait donc *divisible*, car l'*irritabilité* subsiste
dans les parties coupées et *divisées*.

« Nous ne pouvons nous empêcher, lui dit-il, de
« sentir notre âme et d'être convaincu qu'elle reste
« en entier après la séparation d'un doigt, sans qu'au-
« cune colonie en soit partie pour animer ce doigt
« et pour y exciter des mouvements à l'occasion
« des irritations. L'âme de ce doigt, qui n'est
« plus la mienne, et dont je ne sens plus les sensa-
« tions, sera sûrement, dans l'opinion de M. Whytt,
« une portion d'âme entièrement séparée de celle
« qui m'anime [1]. »

Ce premier adversaire, Whytt, raisonnait très-mal;
mais du moins était-ce un adversaire digne d'Haller.
Il n'en fut pas de même du second.

Je veux parler de ce fou de La Mettrie, de ce
drôle de corps, de ce monomaniaque de matéria-
lisme. Il s'empara de l'*irritabilité*; prétendit l'avoir
découverte; écrivit son livre stupide : *L'Homme-Machine*; et, pour comble d'effronterie, dédia ce livre
à Haller.

Haller eut le tort de prendre trop au sérieux de
telles sottises. Il allait même s'abaisser jusqu'à répondre à La Mettrie, lorsque fort heureusement

---

1. *Mémoires sur la nature sensible et irritable des parties du
corps animal*, t. IV, p. 121.

(fort heureusement pour la dignité d'Haller), La
Mettrie mourut [1].

La mort de l'impudent n'apaisa pas le grand
homme : « Feu M. de La Mettrie, » dit Haller, et cela
dans son beau Mémoire sur l'*irritabilité*, « a fait
« de l'irritabilité la base du système qu'il a pro-
« posé contre la spiritualité de l'âme : après avoir
« dit que Stahl et Boërhaave ne l'avaient pas con-
« nue, il a le front de s'en dire l'inventeur; mais
« je sais par des voies sûres, qu'il tenait tout ce
« qu'il pouvait savoir là-dessus d'un jeune suisse
« qui sans être médecin, et sans m'avoir jamais
« connu, avait lu mes ouvrages et vu les expérien-
« ces de l'illustre M. Albinus : c'est là-dessus que La
« Mettrie a fondé ce système impie, que ses expé-
« riences mêmes servent à réfuter. En effet, puisque
« l'irritabilité subsiste après la mort, qu'elle a lieu
« dans les parties séparées du corps et soustraites à
« l'empire de l'âme, puisqu'on la trouve dans toutes
« les fibres musculaires, qu'elle est indépendante
« des nerfs, qui sont les satellites de l'âme, il paraît
« qu'elle n'a rien de commun avec cette âme,

1. Voltaire raconte cette mort en termes très-dignes du per-
sonnage : « Ce La Mettrie, cet *homme-machine*, ce jeune méde
« cin, cette vigoureuse santé, cette folle imagination, tout cela
« vient de mourir pour avoir mangé, par vanité, tout un pâté
« de faisan aux truffes. » (*Lettre du* 13 *novembre* 1751.)

« qu'elle en est totalement différente, en un mot,
« que l'irritabilité ne dépend point de l'âme, et
« que par conséquent l'âme n'est point l'irrita-
« bilité[1]. »

1. *Mémoires sur la nature sensible et irritable des parties du corps animal*, t. 1er, p. 90.

CHAPITRE VII

BARTHEZ.

1. — De son livre intitulé : *Nouveaux éléments de la science de l'homme.*

La physiologie compte peu de livres qui aient demandé plus de force de tête que les *Nouveaux éléments de la science de l'homme* de Barthez. L'auteur n'avait ni le talent, ni le goût des expériences, et c'est pour cela qu'il nous a été d'une utilité moins sensible, car la physiologie est essentiellement une science expérimentale.

Barthez s'est très-bien jugé lui-même, tout en donnant à son tour de génie une préférence, qu'il est assez naturel, en pareil cas, que chacun se donne. « Un homme, doué de la force de jugement « et de la sagacité nécessaires, peut, dit-il, contri- « buer beaucoup plus aux progrès réels d'une « science de faits, que celui qui est principalement « occupé à ajouter à cette science par des tenta- « tives expérimentales [1]. »

La première édition des *Nouveaux éléments de la science de l'homme* parut en 1778. Bordeu avait déjà

1. *Nouveaux éléments de la science de l'homme*, t. I, p. 30 (2ᵉ édition).

appris aux physiologistes ce qu'ils devaient penser du *mécanisme* de Boërhaave, de l'*âme* de Stahl, des *esprits animaux* de Galien, repris par Descartes [1].

Bordeu avait fait table rase de toutes ces vieilles idées ; mais qu'avait-il mis à la place ? Une *sensibilité générale* et des *sensibilités propres*, tout autant de *sensibilités* individuelles et propres, et même indépendantes, qu'il y a d'organes distincts [2].

Les choses en étaient là, lorsque Barthez publia son livre. Trois points essentiels caractérisent ce livre : la manière dont l'auteur y envisage les forces ou propriétés vitales ; la supériorité avec laquelle il y établit l'*unité* du principe de la vie ; et l'idée particulière qu'il s'est faite de ce principe.

**II. — De la manière dont Barthez a considéré les forces
ou propriétés vitales.**

L'ancienne physiologie n'a jamais connu que les *forces occultes*. Si l'on demande à Galien comment s'opère la digestion, ou, si l'on aime mieux, comment l'estomac digère, c'est, répond-il, qu'il a une *force attractrice*, une *force rétentrice*, une *force concoctrice* et une *force expultrice*, c'est-à-dire que

1. Voyez, ci-devant, p. 161 et suiv.
2. Voyez, ci-devant, p. 168 et suiv.

l'estomac *attire*, ou, plus exactement, *reçoit* les aliments, qu'il les *retient* un certain temps, qu'il les *altère* d'une certaine façon, et puis qu'il les *expulse* ou les chasse et les fait passer dans les intestins. C'est ce qu'on savait avant de connaître ces grands mots, et, une fois qu'on les a connus, on n'en sait pas davantage.

« Pour rendre raison des choses, disait très-spi« rituellement Descartes, on en a inventé je ne sais « quelles autres,..... et tout ce grand attirail de « qualités que plusieurs ont coutume de supposer, « chacune desquelles peut plus difficilement être « connue que toutes les choses qu'on prétend « expliquer par leur moyen [1]. »

Barthez avait beaucoup lu Newton, et il était très-lié avec D'Alembert, l'homme de France qui, en ce temps-là, avait le mieux saisi l'esprit de la philosophie newtonienne. Ce fut dans les écrits de Newton et de D'Alembert que Barthez puisa les premiers germes des idées qu'il se fit sur les *forces* ou *propriétés vitales*.

Newton avait dit : « Les aristotéliciens n'ont pas « donné le nom de qualités occultes à des qualités « manifestes, mais à des qualités qu'ils supposaient

---

1. *Œuvres de Descartes*, t. III, p. 516.

« cachées dans les corps, et être causes inconnues
« d'effets manifestes, telles que seraient les causes
« de la pesanteur, des attractions magnétiques et
« électriques,... si nous supposions que ces forces
« ou actions procédassent de qualités qui nous
« fussent inconnues, et qui ne pussent jamais être
« découvertes. Ces sortes de qualités arrêtent les
« progrès de la philosophie naturelle, et c'est pour
« cela qu'elles ont été rejetées dans ces derniers
« temps. Nous dire que chaque espèce de chose
« est douée d'une qualité occulte spécifique par
« laquelle elle agit et produit des effets sensibles,
« c'est ne nous rien dire du tout. Mais déduire
« des phénomènes de la nature deux ou trois prin-
« cipes généraux de mouvement, et nous expliquer
« ensuite comment les actions de toutes les choses
« corporelles découlent de ces principes manifestes,
« c'est faire un progrès très-considérable dans la
« philosophie[1]. » — « Toute la difficulté de la phi-
« losophie, dit ailleurs Newton, paraît consister à
« trouver, par les phénomènes que nous connais-
« sons, les forces qu'emploie la nature[2]. »

1. *Traité d'optique*, t. II, p. 575 (trad. franç.).
2. *Principes mathématiques de la philosophie naturelle*, t. I,
p. xvi (trad. franç.). — « Cotes et D'Alembert ont bien vu que,
« suivant Newton, la méthode consiste à procéder des expé-
« riences et des observations sur les phénomènes aux forces

Voilà ce qu'avait dit Newton, et ce que D'Alembert avait développé, avec autant de clarté que de précision, dans ses articles *Analytique, Attraction, Gravitation, Newtonianisme*, etc., de l'*Encyclopédie*. Il ne restait plus qu'à introduire ces idées saines et justes en physiologie, et c'est ce que fit Barthez.

Il définit la *philosophie naturelle :* « la recherche « des causes des phénomènes de la nature, en tant « qu'elles peuvent être connues d'après l'expé- « rience [1]; » et c'est pourquoi il appelle très-bien ces causes : *causes expérimentales.* « On peut donner, « dit-il, à ces causes, que j'appelle expérimen- « tales, ou qui ne nous sont connues que par les « lois que découvre l'expérience, les noms synony- « mes, et pareillement indéterminés, de principe, « de puissance, de force, de faculté, etc. [2]. »

Que seront donc les *forces* ou *propriétés* en physiologie? Ce seront des *causes* ou *facultés expéri- mentales* [3], c'est-à-dire des *causes* données par l'ex-

---

« qu'emploie la nature pour les produire... » (Barthez, *Nouveaux éléments de la science de l'homme,* t. I, p. 16).

1. *Nouveaux éléments de la science de l'homme,* t. I, p. 5.

2. *Ibid.,* t. I, p. 7.

3. Barthez emploie indifféremment les mots : *cause, faculté,* etc. « Le développement successif qu'on peut donner aux phénomènes, « en les rapportant à des lois qui sont propres à une cause ou « faculté expérimentale... » *Nouveaux éléments,* t. I, p. 17.

périence ; et jusque-là rien de mieux, rien de plus conforme à l'esprit de Newton, c'est-à-dire de la vraie méthode, de la *méthode expérimentale*.

Mais Barthez ajoute : « Les modernes ont porté « trop loin leurs préjugés sur l'imperfection de la « philosophie ancienne. Elle n'est point répréhen- « sible pour avoir établi des causes ou des facultés « occultes, mais elle l'est pour n'avoir pas limité « le nombre de ces facultés [1]... »

Point du tout. La philosophie ancienne est pré- cisément *répréhensible pour avoir établi des causes* ou *facultés occultes*, et véritablement, littéralement *oc- cultes*, ou, pour mieux dire encore, *idéales, chimé- riques, imaginaires*, des *causes* qui ne sont point, des *facultés* qui ne sont que des mots, de ces mots dont Fontenelle disait avec tant d'esprit, « qu'ils « n'avaient d'autre mérite que d'avoir longtemps « passé pour des choses. »

Qu'est-ce que la faculté *rétentrice* ou *concoctrice* de l'estomac ? Qu'est-ce que la faculté *pulsatrice* des artères, et toutes les autres facultés pareilles de Galien, la *rectrice*, la *motrice*, la *procréatrice*, etc., etc. ? Et la philosophie ancienne, qui se donnait de pareilles forces et s'en contentait, est-elle seulement

---

1. *Nouveaux éléments*, t. I, p. 10.

vicieuse pour n'en avoir pas limité le nombre? Non; elle est essentiellement vicieuse pour les avoir imaginées, pour n'en avoir pas démêlé le faux, pour ne s'être pas aperçue de la déception; et c'est ce que Barthez ne remarque point assez : aussi tombera-t-il bientôt lui-même, par rapport à son *principe vital*, dans la même faute que les anciens par rapport à leurs prétendues forces, je veux dire dans la personnification d'un mot.

Ce qui est *occulte* dans les *facultés* ou *forces expérimentales*, ce n'est pas la *faculté* même, ce n'est pas la *force*, laquelle est, au contraire, *très-manifeste*; c'est la *cause* ou l'*essence* de la force, chose en effet qui nous échappe, et d'une manière absolue.

« Je ne considère pas, disait Newton, ces forces « comme des *qualités occultes...*, car elles sont *ma-* « *nifestes*; il n'y a que leurs causes qui soient « *occultes* [1].

Et maintenant, tout cela étant posé, quelle est la voie la plus sûre pour arriver à la découverte des *forces* ou *facultés expérimentales?* Est-ce la seule combinaison des faits connus, des faits qu'on trouve dans les livres, des faits que fournit l'observation

----

1. *Traité d'optique*, p. 574 (traduct. franç.).

de l'homme sain ou de l'homme malade, comme le veut Barthez? Est-il vrai, comme il le prétend, qu'en agissant ainsi on *contribue beaucoup plus aux progrès réels de la science* qu'en se livrant à ce qu'il appelle des *tentatives expérimentales* [1]? Ou bien, au contraire, n'est-ce pas par ces *tentatives expérimentales*, à la manière de Bichat, de Spallanzani, de Bonnet, de Trembley, d'Haller, d'Harvey, n'est-ce pas par le grand art des expériences que l'on réussit à décomposer les faits complexes, à dégager les faits distincts, à remonter jusqu'aux forces primitives et simples, à saisir et à démontrer les véritables causes des phénomènes?

Toute la physiologie est là pour nous répondre.

Galien expliquait la digestion par la *force concoctrice* de l'estomac : nous savons aujourd'hui que la digestion s'opère par le *suc gastrique*; mais comment l'avons-nous su? par les expériences de Réaumur et de Spallanzani.

Galien expliquait le battement des artères, le pouls, par une *vertu pulsifique*, qu'il plaçait dans les tuniques de ces vaisseaux : nous savons aujourd'hui que le pouls tient à l'effort du sang (poussé par le cœur) contre les parois artérielles; mais

1. Voyez, ci-devant, p. 199.

comment l'avons-nous su? par les expériences d'Harvey.

Galien n'avait pu démêler, malgré tout son esprit, et il en avait infiniment, le pouvoir, qui est dans le nerf, d'exciter la sensibilité, de cet autre pouvoir, qui y est aussi, d'exciter le mouvement : nous savons aujourd'hui que chaque nerf[1] se compose de deux racines, et comme de deux nerfs distincts, l'un sensorial et l'autre moteur; mais comment l'avons-nous su? par les expériences de Bell et de Magendie.

Toute l'antiquité, tous les temps modernes avaient ignoré l'action propre du cervelet : nous savons aujourd'hui que le cervelet, ou petit cerveau, est l'organe qui coordonne, qui équilibre les mouvements de locomotion; mais comment l'avons-nous su? par mes expériences.

Les expériences d'Harvey qui ont démontré la circulation du sang, celles d'Haller qui ont montré la sensibilité résidant exclusivement dans le nerf et la contractilité exclusivement dans le muscle, celles de Trembley qui nous ont fait connaître la merveilleuse reproduction du polype, celles de Bonnet qui nous ont fait connaître la reproduc-

1. Chaque nerf spinal ou ordinaire, chaque nerf complet.

tion non moins merveilleuse de pattes de la salamandre, etc., etc., toutes ces belles, toutes ces admirables expériences nous ont ouvert des mondes nouveaux.

Barthez, en mettant toute la puissance de son esprit, et certes elle n'était pas médiocre, à rassembler et à combiner des faits, tous les faits qu'il avait trouvés dans les livres, n'a jamais pu imaginer qu'une seule *force*, et, à l'épreuve, cette *force* s'est trouvée n'être qu'une méprise.

Je veux parler de sa prétendue force de *situation fixe*, force qu'il croit avoir démêlée et distinguée, dans le muscle, de la force ordinaire de *contraction*.

Tout le monde connaît le tour singulier que faisait Milon de Crotone, et qu'on appelait *le tour de la grenade*.

Milon tenait une grenade dans sa main, sans la déformer, et pourtant sans qu'aucun autre athlète, quelque effort qu'il fît pour cela, pût la lui arracher.

« On voit, dit Barthez, que Milon donnait alors
« aux muscles fléchisseurs des doigts de cette main
« un degré de contraction qui était peu considé-
« rable en comparaison de la contraction qu'il
« leur eût donnée, s'il eût voulu comprimer
« violemment la grenade; et cependant il est clair

« que ce degré de contraction médiocre était rendu
« permanent par l'action de la force de situation
« fixe, qui agissait dans les parties de ces muscles
« fléchisseurs des doigts, de sorte que personne
« ne pouvait étendre ces doigts et ouvrir cette
« main [1]. » … « Il existe donc, continue-t-il, une
« force de situation fixe des parties des fibres mus-
« culeuses, et cette force est entièrement différente
« de la force de contraction des muscles [2]. »

Non, il n'y a point là de force propre, de force
entièrement différente de la force ordinaire de contraction : le fait que vous citez, supposé qu'il soit
bien exact, n'est qu'un phénomène de contraction
avec antagonisme, un contre-balancement dans la
contraction des muscles extenseurs et dans celle des
muscles fléchisseurs, et ce contre-balancement nécessaire se trouve partout, dans la station, dans la
marche, dans tous les efforts contenus, dans tous
les mouvements réglés : sans ces oppositions com-
binées il n'y aurait point d'équilibre.

Mais laissons ici toute discussion de détail. La
raison supérieure, la raison visible qui rend absolument nécessaire en physiologie l'art des expériences, je l'ai déjà dite ; c'est que les faits qui

1. *Nouveaux éléments*, t. I, p. 134.
2. *Ibid.*, p. 135.

s'offrent d'eux-mêmes à l'observation, dans l'étude des corps vivants, sont trop enveloppés, trop complexes, pour pouvoir être directement saisis. Ce que Fontenelle dit si bien des faits qu'étudie la physique est bien plus vrai encore de ceux qu'étudie la physiologie.

« Le moindre fait qui s'offre à nos yeux est com-
« pliqué de tant d'autres faits qui le composent ou
« le modifient qu'on ne peut, sans une extrême
« adresse, démêler tout ce qui y entre, ni même,
« sans une sagacité extrême, soupçonner tout ce
« qui peut y entrer. Il faut décomposer le fait dont
« il s'agit en d'autres qui ont aussi leur composi-
« tion... Les faits primitifs et élémentaires semblent
« nous avoir été cachés par la nature avec autant
« de soin que les causes, et quand on parvient à
« les voir, c'est un spectacle tout nouveau et entiè-
« rement imprévu[1]. »

III. — De la manière dont Barthez établit l'unité du principe de la vie.

Le véritable service rendu par Barthez aux physiologistes a été de leur rappeler, avec l'autorité que donnent un profond savoir et le ton d'un homme qui pense fortement, l'*unité*, la grande

---

1. *Éloge de Newton.*

unité du principe de la vie, ou, pour parler comme lui, du *principe vital*.

Van Helmont, un des premiers, avait prétendu que chaque organe du corps humain, le cœur, l'estomac, la rate, etc., a une *vie propre et séparée* de la vie commune, « autant, disait-il, que des « choses qui ont des existences différentes [1]. »

Aux *vies propres*, aux *petits archées* de Van-Helmont avait succédé, comme nous avons vu [2], les *sensibilités propres* de Bordeu.

Bordeu avait une admiration singulière pour Van Helmont, « sans qui, dit-il, la médecine était « perdue [3]; » il lui avait emprunté beaucoup, tout en lui laissant ses vieux mots, et mettant partout, dans ce qu'il empruntait, de l'esprit et de la clarté.

Il y avait donc, pour Bordeu, tout autant de *sensibilités propres* qu'il y a d'organes divers; et la *sensibilité générale* était la *vie commune*, ce·que nous appelons tout simplement la *vie*, la *force*

1. « Ut præcterea quædam vita principians in splene, alia in « musculis, atque alia demum in utero muliebri, prout sæpè « aliàs demonstravi, quæ singulæ in tantum à vitâ communi « hominis sunt diremtæ quantum illâ quæ diversas habent exis- « tentias. » Van Helmont : *Opera omnia*, à l'article *Vita brevis*, p. 696 (édition de 1707).

2. Page 169.

3. *Œuvres complètes*, p. 558.

de la vie, ce que Barthez appelle le *principe vital*.

Aussi lorsque Barthez commença à professer sa doctrine du *principe vital*, Bordeu se récria-t-il. Il écrivait alors son dernier ouvrage, ses *Recherches sur les maladies chroniques*[1], dont la sixième partie a pour titre : *Analyse médicinale du sang*. C'est là que, dans une page pleine de malice et d'esprit, il cherche à prouver, d'abord, que Barthez a pris ce nom de *principe vital* à Fizes, ensuite que ce mot n'est qu'une expression embarrassée, obscure, et, enfin, que le nouvel auteur, Barthez, n'a ramené le *principe vital* de Fizes que pour lui attribuer le même rôle que lui, Bordeu, venait d'attribuer à la *sensibilité*.

Cette page est trop curieuse, et caractérise trop vivement Bordeu, pour que je n'en cite pas ici quelques phrases.

« Notre professeur Fizes, dit Bordeu, ne cessait
« de nous parler du *principe vital*... Il nous per-
« mettait quelques demandes, et nous lui en fai-
« sions pour nous instruire... Nous lui demandions
« pourquoi ce principe créateur de toute action
« dans le corps, et créateur d'une fièvre quelquefois

1. Ouvrage qui parut en 1775. Bordeu mourut l'année suivante (1776).

« salutaire, procurait aussi la fièvre destructive de
« la vie. Nous demandions enfin ce que c'est que
« ce principe vital qui opère le blanc et le noir,
« qui préside à ce qui lui est opposé comme à ce
« qui est nécessaire à son existence? Fizes nous en
« donnait plusieurs définitions, mais toutes obscu-
« res, n'apprenant rien... Le système de Fizes, con-
« tinue Bordeu, paraissait être dans l'oubli; le nom
« de principe vital commençait à vieillir, mais il
« vient de prendre un nouvel éclat entre les mains
« d'un successeur de Fizes. M. Barthez, s'élevant
« bien au-dessus de son devancier, n'a retenu que
« son expression. Il n'est point mécanicien comme
« Fizes, mais il le suit dans le dégoût qu'il avait
« pour la *nature des anciens*, pour l'*archée*, pour
« l'*âme* des Stahliens, et peut-être pour la *sensibilité*
« et la *mobilité vitales* » (c'est-à-dire pour la doctrine
même de Bordeu[1]). «Ainsi le *principe vital*, continue
« Bordeu, n'est plus la mécanique du corps dépen-
« dant de sa structure; il n'est point la nature, il
« n'est point l'âme, il n'est point la sensibilité de
« l'élément animal : comment et en quoi en dif-
« fère-t-il? Ce sera à MM. Lamure et Venel, et ensuite
« à M. Fouquet, qui s'est déclaré ouvertement pour

---

1. Voyez, ci-devant, p. 168.

« la sensibilité [1], à éclaircir ce qui peut avoir trait
« à cette question. Je me contente de les interpeller
« en passant : ils diront s'il n'est pas vrai que nous
« faisions jouer à la *sensibilité* le même rôle qu'on
« attribue aujourd'hui au *principe vital* [2]. »

Bordeu veut donc que le *principe vital*, c'est-à-dire
le *principe*, la *force de la vie*, la *vie*, car il ne faut
pas s'attacher au mot, ne soit que la *sensibilité* [3];
mais assurément, il n'en est point ainsi.

Au-dessus de la *sensibilité*, de la *mobilité*, comme
parle Bordeu [4], de l'*irritabilité*, comme parle Haller,

1. Voyez, ci-devant, p. 190 et suiv.

2. *OEuvres complètes*, p. 971.

3. Il nous explique très-bien lui-même comment se forma, et
pour ainsi dire *naquit* son système. D'une part, un de ses professeurs, Fizes, expliquait tout par des lois d'*hydraulique* et de
mécanique; d'autre part, un autre de ses professeurs, Sauvages,
ennemi des mécaniciens et animiste décidé, avait toujours, ainsi
que Stahl, recours à l'âme raisonnable qu'il mettait à la place
de la *nature* et de l'*archée*. « Lamure et Venel savent, dit Bor-
« deu, que notre sensibilité et mobilité, inhérentes à l'élément
« de l'animalité, et éclairées ou enrichies, dans l'homme, par la
« présence de l'âme spirituelle et immortelle, ont pris naissance
« des disputes de Fizes et de Sauvages. Notre système fut trouvé
« plus simple et plus naturel que celui de nos professeurs. Nous
« l'avons vu reparaître depuis nos premiers essais, sous le nom
« d'*irritabilité*, dénomination sur laquelle peu de gens bien
« éclairés ont pris le change. » *OEuvres complètes*, p. 972.

4. La *mobilité*, comme nous l'avons vu p. 61, n'est pour Bordeu qu'une dépendance de la *sensibilité*. Nous avons aussi vu,
p. 181, que Fouquet appelait l'*irritabilité*, une branche égarée de
la sensibilité.

de toutes les facultés particulières et déterminées en un mot, il y a une *force*, un *principe* général et commun, que toutes les facultés particulières supposent et impliquent, et qui, successivement, peut être isolé, détaché de chacune sans cesser d'être.

On peut abolir successivement la *sensibilité* ou la *mobilité* d'une partie, sans que la vie cesse dans cette partie même, du moins immédiatement. La *sensibilité*, la *mobilité* ne sont donc pas la *vie*; mais voici l'extrême difficulté, c'est que l'*agent*, la *force*, le *principe* incompréhensible, qui est la *vie*, ne nous apparaît jamais par lui-même, c'est qu'il ne nous est manifesté que par ces propriétés, l'*irritabilité*, la *sensibilité*, etc., etc., de chacune desquelles il peut cependant être successivement détaché; il n'est donc ni l'une ni l'autre, prise séparément; il n'est pas plutôt celle-ci que celle-là : qu'est-il donc?

Nous l'ignorons absolument ; mais quel qu'il puisse être, il est essentiellement *un* : il y a une force générale et une dont toutes les forces particulières ne sont que des *expressions* diverses, des *modes*; et c'est ce que Barthez a admirablement vu.

« La ·bonne méthode de philosopher dans la « science de l'homme exige, dit-il, qu'on rapporte à « un seul principe de la vie, dans le corps humain, « les forces vivantes qui résident dans chaque or-

« gane, et qui en produisent les fonctions, tant
« générales, de sensibilité, de nutrition, etc., que
« particulières, de digestion, etc., etc. [1]. »

Mais ce *principe unique* de la vie, comment Barthez l'a-t-il conçu? quelle idée s'en est-il faite; et ne
va-t-il pas gâter par cette idée même l'avantage qu'il
prend ici sur les autres physiologistes, sur Bordeu,
sur Haller, sur Bichat, qui n'ont su voir que des
propriétés isolées et détachées, que les *propriétés
vitales?* C'est ce qu'il nous reste à examiner.

IV. — De l'idée particulière que Barthez s'est faite du principe vital.

Barthez commence par séparer nettement son
principe vital des forces purement *mécaniques* et
chimiques; et en cela il a tout à fait raison. Il ren-
verse aussi facilement le système de Stahl, car il
est absolument absurde de dire que des fonctions
compliquées, dont l'âme n'a aucune idée, sont
cependant exercées par elle.

Mais enfin, arrivé à son *principe vital*, qu'en
fait-il ?

Il faut ici dire franchement les choses. Barthez
personnifie constamment son *principe vital* dans

1. *Nouveaux éléments*, t. I, p. 20.

son livre, et il est des moments où lui-même en convient.

« Dans tout le cours de cet ouvrage, je *person-* « *nifie*, dit-il, le principe vital[1]. » Il est vrai qu'il ajoute que « ce n'est que pour pouvoir en parler « d'une manière plus commode[2]. »

Mais alors qu'y a-t-il d'étonnant que tant de lecteurs aient pu s'y méprendre et s'y soient en effet mépris ?

« Rien n'empêchera, ajoute-t-il, que dans mes « expressions qui présenteront ce principe comme « un *être* distinct de tous les autres, et existant par « lui-même, on ne substitue la notion abstraite « qu'on peut s'en faire comme d'une simple faculté « vitale du corps humain, qui nous est inconnue « dans son essence, mais qui est douée de forces « motrices et sensitives[3]. »

Mais, s'il en est ainsi, à quoi bon tenir toujours un langage que le lecteur devra rectifier sans cesse ? Et ne serait-il pas plus simple, et même plus *commode*, de parler comme on veut être entendu ?

Et d'ailleurs, puisque toute la nouvelle science de l'homme roule sur le *principe vital*, au moins

1. *Nouveaux éléments*, t. I, p. 107.
2. *Ibid.*, p. 107.
3. *Ibid.*, p. 107.

fallait-il, relativement à ce *principe*, partir d'un point fixe et rigoureusement posé [1]; car enfin Barthez a beau dire, on ne saurait raisonner sur un *être* comme sur une *force*, et, encore ici [2], M. Cuvier a complétement raison.

« Son principe vital, dit-il (le principe vital de « Barthez), qui n'est ni matériel, ni mécanique, ni « intelligent, est précisément ce qu'il fallait expli- « quer. Dire que le phénomène de la contraction « musculaire est un effet du principe vital, que la « sensibilité est un autre produit de ce même prin- « cipe,... c'est énumérer des phénomènes, mais ce « n'est pas les expliquer. »... « Barthez, continue « M. Cuvier, attribue au principe vital ces phéno- « mènes, et il croit avoir répandu sur eux une

1. « Il ne m'importe, dit-il, qu'on attribue ou qu'on refuse « une existence particulière et propre à cet être que j'appelle « principe vital... » (p. 107). On ne conçoit pas bien comment cela ne lui importe pas. Pour lui, il parle toujours du *principe vital* comme d'un véritable être. « Il me paraît essentiel de « reconnaître un principe vital qui *produit* dans les organes... » (p. 108). « Il me paraît impossible d'expliquer les forces surpre- « nantes que le principe vital *exerce*... » (p. 121). « Un *travail* « extraordinaire du principe vital a lieu... » (p. 189). « Le « principe de la vie entretient et fixe les degrés de la chaleur « animale... » (p. 255). Enfin, il va jusqu'à lui attribuer des affections : « Le principe de la vie goûte avec une certaine dou- « ceur... » (t. II, p. 335).

2. Voyez, ci-devant, p. 169.

« grande lumière, tandis qu'il n'a fait que les
« énoncer en d'autres termes... »

C'est là la méprise constante de Barthez, ou,
supposé qu'il ne s'y méprenne point en effet, comme
il l'assure [1], le péril constant auquel il expose son
lecteur : de prendre un fait, *rapporté* au principe
vital, pour un fait *expliqué*, tandis que ce n'est
qu'un fait *énoncé* en d'autres termes.

1. « Je n'ai jamais pu penser, quoique plusieurs personnes
« me l'aient faussement attribué, que le nom de principe vital,
« introduit dans la science de l'homme, donne la clef ou l'ex-
« plication d'aucun phénomène.... » *Nouveaux éléments*, t. I,
p. 97 (*Notes*).

CHAPITRE VIII

BICHAT EXPÉRIMENTATEUR.

I. — De son habileté dans l'art des expériences.

J'ai dit que le livre de Bichat se compose de deux parties essentiellement distinctes : la première sur la *vie*, et la seconde sur la *mort*; la première toute *théorique*, et la seconde toute *expérimentale*[1].

Nous avons vu Bichat *théoricien*, et nous avons admiré cet esprit clair, abondant, facile, ingénieux, adroit, qui se joue dans la science, tant il s'y sent à sa véritable place, mais aussi qui n'en sonde pas assez les difficultés, ou croit trop aisément s'être tiré d'une difficulté sérieuse, quand il a imaginé un expédient d'école[2].

Nous allons voir Bichat *expérimentateur*, et nous le trouverons encore plus grand, toujours net, précis, souvent inspiré, plein d'invention, et méritant enfin le beau titre de fondateur de la *physiologie expérimentale* en France.

Voici donc Bichat en face d'un grand problème, celui des *conditions organiques* qui déterminent la

1. Voyez, ci-devant, p. 132.
2. Voyez les chapitres II, III et IV de cette SECONDE PARTIE.

mort. Comment s'y prendra-t-il pour jeter un jour nouveau sur cet obscur et difficile problème?. Par quelles expériences, je ne dirai pas jusqu'ici non tentées, il en est peu de telles dans Bichat, mais tentées sans but clairement conçu, sans plan rigoureusement suivi, fera-t-il avancer enfin, ne fût- ce que de quelques pas, cette question, depuis tant de siècles, si constamment et toujours si inutilement débattue?

Bichat voit trois principaux organes, sorte de *trépied* sur lequel repose la vie [1] : le cœur, les poumons et le cerveau; et il se dit : chacun de ces organes est nécessaire à la vie des deux autres; si je réussis donc à découvrir comment il sert à y maintenir la vie, j'aurai découvert, par le fait même, comment il concourt à en déterminer la mort; « car, ajoute-t-il très-judicieusement, la cause « de la mort n'est ici que l'absence de celle de la « vie; celle-ci étant connue, l'autre le deviendra « donc par là même [2]. »

1. « Le cerveau, le cœur et le ventricule sont le triumvirat, « le trépied de la vie », avait dit Bordeu : *Œuv. compl.*, p. 831. « Les physiologistes ont connu, de tout temps, l'importance de ce « triple foyer... », dit Bichat, p. 195.

2. Page 197. « L'action de l'un de ces trois organes est essen- « tiellement nécessaire à celle des deux autres. Quand l'un cesse « entièrement d'agir, les autres ne sauraient continuer à être en

Cela posé, Bichat examine successivement comment la vie du cœur dépend de celle du cerveau, comment la vie du cerveau dépend de celle des poumons, comment chacun de ces trois organes est nécessaire à l'autre, et quel est le genre d'influence que chacun exerce sur tous.

La vie du cerveau, par exemple, dépend de celle du cœur, mais comment en dépend-elle? Est-ce par les nerfs? évidemment, non.

Les nerfs vont au cœur et n'en viennent pas; les vaisseaux, au contraire, viennent du cœur et vont au cerveau; ils y portent en même temps le sang et la vie. Si on lie les vaisseaux, c'est l'action du cerveau qui cesse; si on lie les nerfs, c'est, au contraire, celle du cœur.

Le chemin des deux actions est donc connu : l'une va, par les vaisseaux, du cœur au cerveau[1]; l'autre va du cerveau au cœur par les nerfs[2].

« activité: et, comme ils sont les trois centres où viennent aboutir « tous les phénomènes secondaires des deux vies, ces phéno- « mènes s'interrompent inévitablement aussi, et la mort géné- « rale arrive. » Page 195.

1. « Nous pouvons donc établir que les vaisseaux sont les agents « exclusifs de l'influence du cœur sur la vie du cerveau. » p. 199.

2. Mais seulement, suivant Bichat, au moyen d'un organe intermédiaire, au moyen du poumon. « Le cœur ne finit son « action, lorsque celle du cerveau est interrompue, que parce « qu'alors le poumon meurt préliminairement... » P. 406.

Du cœur et du cerveau passons aux poumons.
Les poumons sont le siége de deux sortes de phénomènes : mécaniques et chimiques. Les phénomènes mécaniques, c'est-à-dire la dilatation du
thorax et des poumons, ne sont que le moyen ; la
fin est le phénomène chimique, c'est-à-dire l'action
de l'air sur le sang, la transformation du sang noir
en sang rouge [1] ; et Bichat le prouve par une expérience admirable que nous verrons tout à l'heure
et qui, entre ses mains [2], nous a donné la véritable
théorie de l'*asphyxie*.

Enfin, le cerveau agit sur le poumon, sur le
thorax, sur le mécanisme respiratoire ; mais quel
est le point du cerveau par où cette action s'opère ?
Bichat n'a point trouvé ce point ; il l'a toutefois

---

1. « Le poumon est le siége de deux espèces très-différentes de
« phénomènes. Les premiers, entièrement mécaniques, sont rela-
« tifs aux mouvements d'élévation ou d'abaissement des côtes et
« du diaphragme, à la dilatation ou au resserrement des vési-
« cules aériennes, à l'entrée ou à la sortie de l'air, effet de ces mou-
« vements. Les seconds, purement chimiques, se rapportent aux
« altérations diverses qu'éprouve l'air, aux changements de com-
« position du sang, etc., » p. 213. « Quelle que soit la manière
« dont s'interrompe l'action pulmonaire, que les phénomènes chi-
« miques ou que les mécaniques cessent les uns avant les autres,
« toujours ce sont les premiers dont l'altération jette le trouble
« dans les fonctions, » p. 278.

2. Je dis *entre ses mains*, parce que l'expérience, prise en elle-
même, avait déjà été faite par Lower, comme on le verra plus loin.

cherché; il l'a même judicieusement cherché; et c'est là un mérite dont, aujourd'hui surtout que ce point est trouvé, il faut savoir lui tenir compte.

Je dis plus. Les deux parties essentielles, les deux parties vraiment neuves du travail expérimental de Bichat sont, à mes yeux, celle par laquelle il a achevé la théorie de l'asphyxie, et celle par laquelle il a commencé la recherche du point de l'encéphale d'où part la première impulsion du mécanisme respiratoire. Arrêtons-nous un moment à l'examen de ces deux parties.

II. — De la théorie de l'asphyxie.

Les anciens n'ont pas connu la théorie de l'asphyxie; Haller lui-même n'en a rien su; il s'en tenait aux causes mécaniques et ne soupçonnait pas encore les chimiques. Il ignorait tout ce que la chimie moderne nous a appris : que l'air est composé de deux gaz, qu'un seul de ces gaz, le gaz *oxygène,* est capable de transformer le sang noir en sang rouge, et que le sang rouge seul est capable d'entretenir la respiration et la vie.

Pour Haller, l'asphyxie n'était que l'interruption de la circulation pulmonaire, interruption causée par un état d'*expiration prolongée* (c'est l'expression même dont il se sert : *In expiratione, quam poni-*

mus stabilem superesse), par l'affaissement du poumon, que produit cette expiration, par l'obstacle mécanique que des vaisseaux repliés sur eux-mêmes, dans un poumon affaissé, opposent au cours du sang [1].

Haller se trompait. Ni l'affaissement du poumon, ni les replis de ses vaisseaux, ni l'*expiration prolongée* par conséquent, n'empêchent la circulation pulmonaire [2]; et la véritable cause, la cause effective de l'asphyxie n'est point mécanique.

Goodwyn est le premier qui ait vu la cause chimique. On venait de découvrir et de séparer l'un de l'autre les deux gaz distincts dont l'air se compose; déjà même, on avait remarqué ce que je rap-

1. « In expiratione verùm pulmo undique urgetur, et in multà « minorem molem comprimitur... Vasa ergò sanguinea breviora « quidem fiunt,... eademque angustiora nunc sunt... Sanguis « ergò quidem in pulmone undique comprimitur... Quare ab « expiratione, quam ponimus stabilem superesse, pulmonis pro « sanguine immeabilitas oritur, quam neque absque palpitatione « et vitioso conatu, neque demùm omninò ullis suis viribus, cor « vincere queat. » (*Elementa physiologiæ*, lib. VIII, sect. IV, § XXV.)

2. « J'ai prouvé que l'état de plénitude ou de vacuité de l'es-« tomac et de tous les organes creux, en général, n'apporte dans «leur circulation aucun changement apparent..... » (Bichat, p. 241.) « Ouvrez des deux côtés la poitrine d'un animal vi-« vant, le poumon s'affaisse aussitôt;... cependant la circulation « n'éprouve point l'influence de ce changement subit; elle se « sontient encore quelques minutes au même degré.... » p. 243.

pelais il n'y a qu'un instant, savoir, que l'un de ces gaz, l'*air déphlogistiqué*, l'*air vital*, comme on disait alors, ou, comme on dit aujourd'hui, l'*oxygène*, a seul la propriété de transformer le sang noir en sang rouge [1].

Goodwyn en conclut que ce sang rouge pouvait bien avoir seul aussi la propriété d'exciter ou d'entretenir le mouvement contractile du cœur, et particulièrement celui du cœur gauche [2].

Et, ce point admis, tout semblait trouvé : le cœur gauche cessant d'agir, la circulation s'arrête, les parties ne reçoivent plus de sang ; c'est faute de sang qu'elles meurent ; et, telle est, pour Goodwyn, la cause de l'asphyxie [3].

1. « .... Ne pourrait-on pas induire des expériences précédentes « que la couleur rouge du sang est due à la combinaison de « l'air éminemment respirable avec le sang?.... » (Lavoisier, *Mém. de l'Acad. des sci.*, an 1777, p. 192.) « Le docteur Priestley « a démontré que l'air atmosphérique change la couleur du sang, « même à travers les membranes d'une vessie... » (Goodwyn : *La connexion de la vie avec la respiration*, traduction française, p 39. Paris, 1798. La publication du livre original est de 1789.)

2. « La qualité chimique que le sang acquiert en passant par « les poumons est nécessaire pour entretenir l'action du cœur... » *Ibid.*, p. 50.

3. « Lorsque la respiration est interceptée, l'éclat de la couleur « du sang diminue par degrés, et les contractions de l'oreillette « gauche s'arrêtent bientôt... La cessation des contractions de « l'oreillette vient du défaut de qualité stimulante dans le sang « lui-même... » *Ibid.*, p. 50.

Cet homme habile venait de faire un pas; il en fallait faire un autre : le contact du sang noir n'arrête point le mouvement du cœur gauche, ni la circulation, par conséquent; et je viens, sans plus tarder, à cette expérience de Bichat que j'ai annoncée [1], et qui montre à l'œil comment tout se passe.

« Adaptez, dit Bichat, un tube à la trachée-ar-
« tère, mise à nu et coupée transversalement sur
« un animal;... ouvrez ensuite et fermez alterna-
« tivement le robinet, et vous ferez changer, à
« volonté, le sang noir en sang rouge ou le sang
« rouge en sang noir, en ouvrant le robinet ou en
« le refermant [2].

«Si on bouche, dit-il encore, la trachée d'un
« animal, une artère quelconque étant ouverte, on
« voit le sang qui en sort s'obscurcir peu à peu, et
« enfin devenir aussi noir que le veineux. Or, mal-
« gré ce phénomène qui se passe d'une manière
« très-apparente, le fluide continue encore quelque
« temps à jaillir avec une force égale à celle du
« sang rouge [3]... »

1. Ci-devant, p. 223.
2. *Recherches physiologiques sur la vie et la mort*, p. 274.
3. Page 251. « Pompez avec une seringue tout l'air de la tra-
« chée-artère,... ouvrez ensuite une artère quelconque, la caro-
« tide, par exemple : dès que le sang rouge, contenu dans cette
« artère, se sera écoulé, le sang noir lui succédera presque tout à

Cette expérience montre tout et dit tout : en premier lieu, c'est bien dans le poumon et par l'action de l'air que le sang se change de noir en rouge ; en second lieu, le contact du sang noir n'arrête pas le mouvement du cœur gauche, puisque la circulation continue ; elle continue avec du sang noir ; ce n'est donc pas faute de sang, comme le veut Goodwyn, mais faute de sang rouge que souffrent et périssent alors les parties [1] ; enfin, ce même sang noir, dont le *simple contact* [2] n'arrête pas le mouvement du cœur gauche, arrête ce mouvement et anéantit la vie du cœur, des poumons, du cerveau, de tous les organes, lorsqu'il a eu le temps d'en pénétrer le tissu profond et intime [3].

L'action délétère du sang noir sur le tissu pro-

« coup et sans passer, comme dans le cas précédent, par diverses « nuances ; alors aussi le jet reste encore très-fort pendant quel- « que temps ; il ne s'affaiblit que peu à peu, tandis que si le sang « noir n'était point un excitant du cœur, l'interruption du jet « devrait être subit... » p. 251.

1. « Les différents organes ne cessent pas d'agir dans l'as- « phyxie, parce que le cœur n'y envoie plus de sang, mais parce « qu'il y pousse un sang qui ne leur est point habituel.... » p. 251.

2. Le *simple contact*, c'est-à-dire le simple passage du sang à travers les cavités du cœur.

3. « Si l'asphyxie avait sur les fonctions du cœur une sem- « blable influence » (semblable à celle que lui attribue Goodwyn), « il est évident que ses phénomènes devraient toujours com- « mencer par la cessation de l'action de cet organe, que l'anéan-

fond des organes est donc la cause, la véritable cause, la cause enfin trouvée, de l'*asphyxie*[1].

Je me rappelle avoir plus d'une fois entendu M. Cuvier admirer le génie de Bichat pour les *expériences décisives*, et, à ce propos, citer cette expérience même que je viens de rapporter.

J'ai pourtant un reproche à faire à Bichat, et lequel? celui que je lui ai déjà fait par rapport à Buffon, par rapport à Bordeu, celui qu'il mérite toujours, celui de ne pas citer; c'est qu'en nous présentant ici sa belle expérience, il oublie de nous avertir qu'il n'est pas le premier qui l'ait faite; que ce premier est Lower, bien que Lower n'en ait pas tiré

« tissement des fonctions du cerveau ne serait que secondaire...
« Cependant asphyxiez un animal,... vous observerez constam-
« ment que la vie animale s'interrompt d'abord, que les sensa-
« tions, la perception, la voix se suspendent, que l'animal est
« mort au dehors, mais qu'au dedans le cœur bat encore quelque
« temps, que le pouls se soutient, etc., » p. 250

1. « Je crois que le sang noir agit sur le cœur ainsi que sur
« toutes les autres parties.... c'est-à-dire en pénétrant son tissu,
« en affaiblissant chaque fibre en particulier... Le sang noir ne
« pénètre le tissu du cœur par les artères coronaires, qu'après
« avoir traversé les deux cavités à sang rouge. C'est par son con-
« tact avec les fibres charnues à l'extrémité du système artériel,
« et non par son contact à la surface interne du cœur, que le
« sang noir agit. Aussi, ce n'est que peu à peu, et lorsque chaque
« fibre en a été bien pénétrée, que sa force diminue et cesse
« enfin, tandis que la diminution et la cessation devraient être
« presque subites dans le cas contraire, » p. 255.

sans doute, et ne pût en tirer, à l'époque où il écrivait, en 1669, avant les découvertes de la nouvelle chimie, ce qu'en a tiré Bichat, c'est-à-dire la *théorie de l'asphyxie*[1].

III. — Du point par lequel le cerveau agit sur le mécanisme respiratoire.

Bichat coupe les deux nerfs de la huitième paire, et la respiration continue[2].

Il coupe la moelle épinière entre la dernière vertèbre cervicale et la première dorsale; et, aussitôt, les muscles intercostaux sont paralysés, la respiration ne se fait plus que par le diaphragme[3].

Il coupe les nerfs phréniques seuls, et le dia-

1. Voyez, sur Lower et son expérience, mon *Histoire de la découverte de la circulation du sang*, p. 119 (seconde édition). « Il y a longtemps, dit très-bien Goodwyn, que Lower a observé, « dans les animaux vivants, que le sang qui jaillit d'une blessure faite à la veine pulmonaire est d'une couleur vive. Il « savait déjà que le sang, que l'artère pulmonaire porte dans « le poumon, est d'une couleur noire; il en conclut que le sang « prend sa couleur brillante dans son passage à travers le poumon. Observant ensuite que, quand les animaux ont cessé de « respirer, le sang que verse la blessure de la veine pulmonaire « est, au contraire, noir, il attribue la production de la couleur « brillante du sang pulmonaire aux effets de la respiration » p. 35.

2. Page 372. La section de la huitième paire agit sur le tissu du poumon, et non sur le mécanisme respiratoire. Voyez là-dessus mes nombreuses expériences.

3. Page 382.

phragme s'arrête ; la respiration ne se fait plus que par les muscles intercostaux [1].

Enfin, il coupe la moelle épinière au-dessus de l'origine des nerfs phréniques, et, sur-le-champ, tout mouvement respiratoire est anéanti [2].

« J'avais souvent observé dans mes expériences,
« dit Bichat, qu'un demi-pouce de différence dans
« la hauteur à laquelle on fait la section de la
« moelle produit une différence telle, qu'au-dessus
« la mort arrive à l'instant, et qu'au-dessous elle
« ne survient souvent qu'au bout de quinze à vingt
« heures... Cette différence ne tient qu'au nerf
« phrénique. Dès que la section est supérieure à ce
« nerf, la respiration, et par conséquent la vie,
« cessent à l'instant, parce que ni le diaphragme ni
« les intercostaux ne peuvent agir. Quand elle est
« inférieure, l'action du premier soutient encore la
« vie et les phénomènes respiratoires [3]... »

C'est ici le lieu de rapprocher Bichat de Le Gallois.

« Ce n'est pas du cerveau tout entier, dit Le Gal-
« lois, que dépend la respiration, mais bien d'un
« endroit assez circonscrit de la moelle allongée,

1. Page 383.
2. *Ibid.*
3. *Ibid.*

« lequel est situé à une petite distance du trou
« occipital et vers l'origine des nerfs de la huitième
« paire ou pneumo-gastriques [1]... »

Je conviens, de bon cœur, que cette localisation
nouvelle est un grand progrès : elle approche beaucoup plus que la précédente du dernier terme de
précision, et ce n'est pas moi, on peut bien m'en
croire, qui voudrais diminuer en rien le mérite de
Le Gallois; cependant Bichat n'avait-il pas commencé? N'a-t-il pas ouvert la route? Pourquoi donc
Le Gallois ne cite-t-il pas Bichat? Par la même
raison que Bichat ne cite pas Lower.

Les auteurs, surtout les jeunes auteurs, sont tous
un peu comme l'autruche qui, au rapport des
voyageurs, croit n'être plus vue dès qu'elle a caché
sa tête de manière à ne pas voir : parce qu'ils taisent
le nom de leurs devanciers, ils s'imaginent qu'on
ne saura pas le trouver.

J'ai réussi, dans ces derniers temps, à limiter
avec une précision bien plus grande encore que
Bichat, et même que Le Gallois, le point de l'encéphale qui préside au mécanisme respiratoire.

J'ai fait voir que ce point d'où dépend le mécanisme respiratoire, et, ce qui en est la suite, d'où

1. *Expériences sur le principe de la vie*, etc., p. 37. Paris,
1812.

dépend la vie, n'a qu'une ligne d'étendue, ou, comme je l'ai dit ailleurs et déjà bien des fois, n'est pas plus gros que la *tête d'une épingle* [1].

1. Voyez, ci-devant, p. 85, et suiv.

CHAPITRE IX

BICHAT ANATOMISTE.

I. — De Bordeu et de ses recherches sur le tissu muqueux [1].

Bichat, dans son *Traité des membranes*, rend très-noblement à Pinel ce qu'il lui a dû : « M. Pinel a « établi, dit-il, d'après les caractères variés que « prend l'inflammation sur chaque membrane, un » judicieux rapprochement entre leur structure « différente et leurs différentes affections ; c'est en « lisant son ouvrage que l'idée de celui-ci s'est pré-« sentée à moi [2]. »

D'un autre côté, M. Cuvier, dans son *Éloge* de Pinel, félicite ce grand maître « d'avoir excité le « génie d'un pareil élève [3]. »

Et je trouve tout cela très-bien. Mais comment se fait-il que Bichat et M. Cuvier oublient Bordeu ? A propos d'anatomie générale, peut-on oublier le

1. *Recherches sur le tissu muqueux ou l'organe cellulaire,* Paris, 1787.

2. *Traité des membranes en général et des diverses membranes en particulier,* p. 4, 1re édition, Paris, an viii (1800).

3. « Au milieu des témoignages que nous rendons des services « que la science a dus à M. Pinel, ce serait une grande omission « que d'oublier celui d'avoir excité le génie d'un pareil élève.» Cuvier, *Éloge historique de Pinel.*

traité de Bordeu sur le *tissu muqueux?* C'est par ce beau traité que l'anatomie générale commence. Que fait Bichat dans son traité d'*Anatomie générale?* Il prend chaque tissu l'un après l'autre, et l'étudie à part et dans son ensemble; c'est ce qu'avait fait Bordeu pour le tissu muqueux. D'où vient même ce nom de *tissu*, appliqué aux parties primitives et simples, aux parties qui, par leur réunion, forment les parties composées? Il vient de Bordeu : *Recherches sur le Tissu muqueux ou cellulaire.*

Bordeu prend le *tissu muqueux* ou *cellulaire* et le suit dans toutes les régions où il se trouve, dans toutes les parties où il pénètre; il le voit d'abord formant, sous la peau, une *couverture générale,* un *grand sac,* qui enveloppe le corps entier; il voit ensuite ce grand sac se diviser en trois autres : un pour la tête et le cou, un pour la poitrine et le tronc, et un ' pour les membres.

1. On, plus exactement, quatre : un pour chaque membre. *Recherches sur le Tissu muqueux,* etc., p. 746 (*Œuvres complètes de Bordeu*). « Le tissu cellulaire, dit Bordeu, entoure chaque « muscle avant de passer outre, c'est-à-dire qu'il fait le tour du « muscle et forme sa membrane commune... Ces membranes « communes sont comme des poches particulières; elles se joi- « gnent par leur surface externe... enfin, chacune de ces poches « particulières, qui recouvrent les muscles, tiennent par leurs « cavités à une prodigieuse quantité d'autres qui vont servir de « gaine aux différents faisceaux de fibres auxquels elles servent

Et ce n'est pas tout : de même que le corps entier a sa *couverture générale*, son *grand sac*, chaque organe, chaque partie d'organe a aussi sa couverture particulière, son enveloppe propre. Chaque muscle a son enveloppe commune, et chaque fibre musculaire a son enveloppe propre; chaque nerf a son enveloppe commune, et chaque filet nerveux son enveloppe propre; chaque glande a son enveloppe commune, et chaque grain glanduleux son enveloppe propre, etc., etc.

En un mot, le tissu muqueux, partout continu, pénètre partout, se glisse partout, donne à chaque partie sa gaîne ou son enveloppe, les unit à la fois et les sépare : vaste *atmosphère* dans laquelle toutes les parties sont plongées, qui en entoure tout l'extérieur et qui en remplit tous les interstices.

Je viens de me servir du mot *atmosphère* : c'est l'expression même dont se sert Bordeu [1], et dont Bichat le loue.

« Toutes les parties du corps, dit Bichat, sont « environnées de tous côtés d'une couche celluleuse

« d'enveloppe, comme la gaîne, qui leur donne naissance, le fait « par rapport au corps de tout le muscle. » *Recherches sur le Tissu muqueux*, etc., p. 747.

1. « L'organe cellulaire peut être comparé à une sorte d'at- « mosphère... Le département d'un organe n'est autre chose que « son atmosphère cellulaire. » (P. 752.)

« plus ou moins abondante, qui leur forme, selon
« l'expression heureuse de Bordeu, une espèce
« d'atmosphère particulière, atmosphère au milieu
« de laquelle elles se trouvent plongées [1]... »

Bichat trouve donc bien l'occasion de citer Bordeu, quand il veut ; et, s'il le cite pour une *expression heureuse*, il aurait bien pu le citer pour une idée principale et primordiale, pour l'idée qui lui a ouvert, à lui Bichat, la route de l'étude séparée des *tissus*, et par conséquent de son *Traité des Membranes*, et par conséquent encore de son *Anatomie générale*.

Je vais plus loin, et j'ajoute que Bordeu a servi Bichat jusque par ses erreurs. Faute d'une analyse assez exercée, Bordeu confond le tissu *séreux* avec le *cellulaire* ; il ne voit dans le *péritoine*, dans la *plèvre*, etc., que des productions de ce dernier tissu ; mais par là même, par la description admirable de ces membranes, de ces *poches*[2], comme il les appelle, il devance Bichat dans l'étude du *tissu séreux*, et, si je puis ainsi parler, il le lui indique.

1. *Anatomie générale*, t. Ier, 1re édition, p. 22.
2. « Le péritoine n'est qu'une espèce de poche très-lisse et très-
« polie dans sa face interne... » (P. 743.) « La plèvre est formée
« par deux sortes de poches... Il en est de ces poches comme de
« celles du péritoine ; elles ne sont que des portions du tissu
« cellulaire... » (P. 745.)

Enfin Bordeu, par une erreur d'un autre genre, nous dit que : « l'organe cellulaire est, de toutes les « parties du corps, la plus étendue, celle qui a « le plus d'usages, celle qui nourrit tous les or- « ganes [1]... » Et Bichat, dans un de ses *Discours* inédits, que j'ai sous les yeux, s'exprime ainsi : « L'étendue du tissu cellulaire, les fonctions qu'il « remplit à l'égard de tous les organes qu'il enve- « loppe, et que peut-être il nourrit [2]... » Ici Bichat se trompe avec Bordeu : il n'en savait pas encore assez pour en profiter en le corrigeant.

Mais laissons-nous, un moment, le loisir d'une réflexion. Comment Bordeu va-t-il se mettre en tête que c'est le *tissu cellulaire* qui nourrit les au- tres organes? Parce que, tout Bordeu qu'il est, il partage les préventions de son temps contre la *cir- culation*. Ne pouvant plus la nier (au beau milieu du xviiie siècle, c'eût été trop tard), il cherche du moins, autant qu'il peut, à en diminuer l'impor- tance; il fait ce que chacun faisait alors à Paris et à Montpellier; il fait tous ses efforts pour se passer de la *circulation* dans ses théories; il op- pose à la *théorie de la circulation* [3] ce qu'il ap-

---

1. Page 735.
2. *Discours sur l'histoire de l'Anatomie*, p. 16.
3. Expressions de Bordeu, p. 763.

pelle pompeusement la *théorie du tissu cellulaire*[1].

« Nous proposons, dit-il, une théorie qui paraît
« plus conforme aux assertions d'Hippocrate que la
« théorie de la circulation des humeurs dans leurs
« vaisseaux, et voilà tout [2]. »

Voilà tout en effet, car ce qui importe avant tout,
et par-dessus tout, c'est de sauver les assertions
d'Hippocrate : la circulation pourrait-elle avoir raison contre Hippocrate! Mais, sur Hippocrate, il faut
entendre Bordeu. On pardonne bien vite à une
admiration d'ailleurs si sincère, quand elle s'exprime avec tant d'esprit.

« Qui lit aujourd'hui Hippocrate?..... quelques
« médecins entraînés par un penchant invincible...
« Qui entend Hippocrate parmi ceux qui le lisent?
« très-peu de têtes privilégiées. Nous n'entendons
« presque point les ouvrages d'Hippocrate! Je ne
« parle pas des mots, des variantes, des traductions
« et des autres maigres objets des philologues.....
« Je parle des choses, de la méthode, de l'esprit,
« du système qui se trouve dans les œuvres d'Hip-

1: « ..... Si l'impossibilité d'expliquer les observations d'Hip-
« pocrate a fait douter de leur existence et de leur utilité, cette
« raison ne milite plus contre elles, puisqu'on les explique et
« qu'on les analyse assez clairement par la théorie du tissu cel-
« lulaire. » Page 763.

2. Page 763.

« pocrate, à travers beaucoup d'erreurs, et dont on
« ne sait que des lambeaux, comme de la langue
« de Palmyre. On peut être aujourd'hui très-éclairé,
« et peut-être médecin, sans avoir étudié ses ou-
« vrages [1]..... »

II. — De Bichat et de ses travaux anatomiques.

Je passe à Bichat. Dans cette belle suite de recherches qui ont fini par lui donner l'*Anatomie
générale*, il avait donc été précédé par Bordeu ; il
ne nous en paraîtra pas moins grand pour cela ;
au contraire, sa nature vive, puissante, douée de
la force nécessaire pour concevoir des ensembles,
n'en sera que mieux caractérisée : Bordeu a vu un
point de l'anatomie générale, Bichat a vu l'anatomie générale tout entière.

III. — De Bichat et de son Traité des membranes.

Le *Traité des Membranes* de Bichat est son premier
ouvrage ; et, dès ce premier ouvrage, il nous découvre son procédé intellectuel, sa méthode, ce
qui a fait son cachet en anatomie, ce qui constitue
son invention : l'*analyse anatomique*.

1. Page 760.

Il est, dans chaque science, une époque, où, épuisée d'un côté, elle est encore pleine de ressources pour qui sait l'envisager sous un autre ; telle était l'anatomie humaine à l'époque où parut Bichat. Tout avait été fait pour la description des organes, l'*anatomie descriptive* était achevée ; mais, pour le démêlement des tissus constitutifs des organes, rien, si vous exceptez le livre de Bordeu, dont il vient d'être parlé, rien n'avait été fait encore ; l'*anatomie générale* était à naître.

Bichat partage les membranes du corps entier en trois grandes classes, les *muqueuses*, les *séreuses* et les *fibreuses* : les *muqueuses*, telles que celle de la bouche, celle de l'œsophage, de l'estomac, celle des intestins, celle des fosses nasales, etc. ; les *séreuses*, telles que le péritoine, la plèvre, l'arachnoïde, les membranes synoviales des articulations, etc. ; les *fibreuses*, telles que le périoste, la dure-mère, la sclérotique, les aponévroses, etc., etc.

Tout ce démêlement est admirable ; et de même qu'en localisant la *sensibilité* dans le nerf et l'*irritabilité* dans le muscle Haller avait fondé, vers le milieu du dernier siècle, l'*analyse physiologique*[1], de même, en démêlant les unes d'avec les autres les membranes *muqueuses*, *séreuses* et *fibreuses*, en

1. Voyez, ci-devant, p. 187 et suiv.

les dégageant, en les isolant les unes des autres, Bichat venait de fonder l'*analyse anatomique*.

IV. — De Bichat et de son anatomie générale.

Il y a, dans l'économie animale, deux ordres de parties : les parties *simples* et les parties *composées*, les *tissus* et les *organes*, les *tissus* qui, par leur réunion, forment les *organes*, et les *organes* qui ne sont que le composé, l'assemblage de ces tissus, réunis deux à deux, trois à trois, quatre à quatre, etc.

Avant Bichat, il n'y avait d'anatomie que celle des *organes* ; on ne parlait des *tissus* qu'à l'occasion des organes où ils se trouvent ; on ne considérait point ces *tissus* en eux-mêmes, et l'*anatomie générale* n'existait pas.

Bichat a étudié chacun de ces *tissus* pris à part et séparé des autres ; il l'a étudié dans sa structure, dans ses propriétés, dans sa forme, dans sa constitution chimique, et nous avons eu l'*anatomie générale*.

Bichat porte le nombre de ces *tissus*, ou, comme il les appelle encore, de ces *systèmes*, à vingt et un : le *cellulaire*, le *séreux*, le *musculaire* de la vie organique, le *musculaire* de la vie animale, le *nerveux* de la vie organique, le *nerveux* de la vie animale ; etc., etc.

On a depuis accru ce nombre; on pourrait le réduire; Bichat a pu se tromper également, ou en ne distinguant pas assez ou en distinguant trop; mais, quelques progrès que l'on ait déjà faits, ou même que l'on puisse faire encore, soit dans l'un, soit dans l'autre sens, ce sera toujours son *analyse*, ce sera sa *méthode* qui les aura fait faire.

V. — De Bichat et de son anatomie descriptive.

On sait que Bichat n'a pu donner lui-même que les deux premiers volumes de son *Anatomie descriptive*. La mort le surprit comme il venait à peine de terminer le second. Le reste de l'ouvrage fut continué par deux de ses élèves : Buisson et Roux ; Buisson, à qui nous devons une excellente *Notice* [1] sur les travaux et la vie de son maître ; et Roux, que nous venons de perdre, que nous avons tous connu, et qui nous a laissé le souvenir d'un des plus habiles chirurgiens et de l'un des meilleurs hommes de notre temps.

L'*Anatomie descriptive* a été le dernier ouvrage de Bichat; et c'est de là, c'est du point de vue où nous place ce dernier ouvrage que l'on peut voir

1. Mise en tête du IIIe volume de l'*Anatomie descriptive*.

l'homme tout entier. Bichat avait eu une grande ambition, celle de donner une forme nouvelle, une forme à lui, à l'ensemble des études anatomiques et physiologiques ; et cette grande ambition, il l'a remplie.

Bichat a eu une physiologie propre, c'est-à-dire la *physiologie des deux vies* et des caractères particuliers de chacune ; il a eu une anatomie propre, *l'anatomie générale* ou l'anatomie des tissus ; il a eu, de même, une *anatomie descriptive* qui n'est qu'à lui.

Avant Bichat, on divisait l'*anatomie* en *ostéologie, myologie, splanchnologie, angéiologie, névrologie*, etc., c'est-à-dire qu'on séparait ce qui devait être réuni et qu'on réunissait ce qui devait être séparé : on séparait le cœur des vaisseaux, le cerveau des nerfs, etc.; on réunissait le cœur au cerveau, le cerveau à l'estomac, etc. Bichat divise les organes par les fonctions, et par là tout rentre dans l'ordre : le cerveau est étudié avec les nerfs pour l'étude des sensations; le cœur avec les vaisseaux, pour l'étude de la circulation; les muscles avec les os, pour l'étude de la mécanique animale, etc.; et de là les *appareils* des *sensations*, de la *circulation*, de la *locomotion*, etc. Toute l'*anatomie descriptive* de Bichat est essentiellement une *anatomie physiologique*.

En second lieu, Bichat rattache l'*anatomie descriptive* à l'*anatomie générale;* et c'est par là encore qu'il la fait nouvelle et se l'approprie.

A l'étude des *tissus* simples, objet de l'*anatomie générale*, il joint l'étude des combinaisons de ces *tissus*, c'est-à-dire des *organes*, objet de l'*anatomie descriptive:*

Les organes ne sont, en effet, comme je l'ai déjà dit, que certains assemblages de divers *tissus*. L'estomac est un assemblage des tissus muqueux, séreux et musculaire; les bronches, un assemblage des tissus muqueux, séreux et fibro-cartilagineux ; chaque muscle se compose du muscle proprement dit, de ses tendons, de ses gaînes cellulaires, etc., etc.; de plus, les artères, les veines, les vaisseaux absorbants, les nerfs entrent dans tous ces organes et en augmentent la complication.

Bichat rattache donc l'*anatomie descriptive* à l'*anatomie générale;* et il les rattache, l'une et l'autre, à la *physiologie.*

La *physiologie* a deux principaux objets : l'étude des *fonctions* et celle des *propriétés*. Pour l'étude des *fonctions*, c'est aux organes qu'il faut qu'elle s'adresse, c'est-à-dire à l'*anatomie descriptive;* mais, pour l'étude des *propriétés*, c'est aux *tissus* qu'il faut qu'elle s'adresse, c'est-à-dire à l'*anatomie géné-rale.*

« Quand nous étudions une fonction, dit très-
« bien Bichat lui-même, il faut considérer d'une
« manière générale l'organe composé qui l'exécute;
« mais, quand vous voulez connaître les propriétés
« et la vie de cet organe, il faut absolument le dé-
« composer et en isoler les divers tissus [1]. »

L'anatomie générale et *l'anatomie descriptive* ne sont donc que les deux moyens de la *physiologie :* l'une lui donne les *organes,* l'autre les *tissus ;* partout la physiologie domine, et non-seulement la physiologie prise en général, la physiologie ordinaire, mais la physiologie nouvelle, la physiologie jeune et fraîche comme son auteur, la physiologie propre de Bichat.

Bichat a tout renouvelé et tout rajeuni; et c'est par là qu'il a eu tant d'influence sur un siècle, lui-même aussi tout nouveau, et où tout renaissait. Ajoutez qu'il avait le ton de ce siècle, qu'il en avait l'ardeur, la confiance, l'inspiration rénovatrice, qu'il n'avait puisé qu'à des sources récentes, et qui n'avaient pas encore eu le temps de passer et de s'user dans l'école, Bordeu, Haller, Buffon. Joi-

---

1. *Anatomie générale,* t. I, p. LXXXV.

gnez à tout cela enfin le génie le plus clair et l'éloquence la plus facile ; et vous concevrez toute l'autorité qu'il devait prendre sur les esprits, et qu'en effet il a prise.

VI. — Des manuscrits de Bichat.

Je range les manuscrits de Bichat sous deux classes. Je place, dans l'une, tout ce qui n'est que fragment, qu'ébauche, que tentative de rédaction commencée et puis rejetée. Toute cette partie se rapporte aux *Recherches physiologiques sur la Vie et la Mort*, et j'en ai déjà parlé [1].

La seconde classe se compose de trois *Discours*, dont l'un n'est que la copie du *Discours* mis en tête de l'*Anatomie descriptive*, et dont par conséquent je n'ai rien à dire.

Les deux autres peuvent nous servir à fixer la date du moment précis où le génie de Bichat prit son essor.

Je vois, par la *Notice* de Buisson, que Bichat ouvrit son premier cours d'anatomie en 1797, et son premier cours de physiologie en 1798. Or les deux *Discours* dont je parle sont précisément deux

1. Page 135 et suiv.

premières leçons de cours, l'une pour un cours d'anatomie et l'autre pour un cours de physiologie.

Eh bien! le *Discours* de 1797 ne contient rien, absolument rien, des idées propres de Bichat : c'est un tableau historique des progrès de l'anatomie depuis les temps anciens jusqu'au temps où écrit Bichat; on y sent beaucoup de savoir sans doute, beaucoup plus encore d'intelligence et déjà une certaine ampleur d'exposition et d'élocution, mais rien d'original, rien de neuf.

Le *Discours* de 1798, qui n'est pourtant qu'un brouillon, qu'une ébauche, a déjà un caractère très-différent : on y sent l'homme qui ne se borne plus à suivre les autres, qui commence à penser par lui-même, et surtout à s'approprier ce que les autres ont pensé.

Ainsi, la division des *deux vies* paraît dès ce moment-là, et paraît dans les termes mêmes dont s'était servi Grimaud : de *vie intérieure* et de *vie extérieure* [1]. Avant d'emprunter à Buffon, Bichat avait commencé par emprunter à Grimaud. Grimaud était plus sous sa main.

1. « Pour que l'observation de l'animal en santé soit efficace, « il faut qu'elle soit jointe aux considérations anatomiques. Sans « cette science nous n'aurions que des notions vagues de la vie « *extérieure* et *intérieure ;* nous n'aurions point de données sur « les agents de ces fonctions, sur leur division même... » (P. 3.)

Au reste, à compter de cette année 1798, tout marche vite. Dès l'année suivante, dès 1799, Bichat écrit trois mémoires qu'il insère parmi ceux de la Société médicale d'Émulation : l'un sur la *membrane synoviale des articulations*, l'autre sur les *membranes et sur leurs rapports généraux d'organisation*, et le troisième sur les *rapports qui existent entre les organes à forme symétrique et ceux à forme irrégulière* [1], les deux premiers, surtout le second, premier jet de son *Traité des Membranes*, et le troisième, premier jet de ses *Recherches physiologiques sur la Vie et la Mort*.

L'année 1800 fut la grande année de Bichat. C'est en 1800 que parurent son *Traité des Membranes* et ses *Recherches physiologiques sur la Vie et la Mort*. En 1801 parurent son *Anatomie générale* et les deux premiers volumes de son *Anatomie descriptive*. Il mourut en 1802, à peine âgé de trente et un ans.

Il était né à Thoirette en Bresse, le 11 novembre 1771.

Jamais vie si courte n'a été si brillante, et, ce qui est plus caractéristique encore, n'a été si complète.

J'ai dit que Bichat avait osé concevoir le projet de

1. Voyez pour ces trois mémoires, les *Mémoires de la Société médicale d'Émulation*, année 1799.

renouveler l'ensemble des études anatomiques et physiologiques. Il a renouvelé cet ensemble en effet, et, pour consommer ce *grand œuvre*, il ne lui a fallu que trois ans.

Presque tous ceux qui ont écrit sur Bichat lui ont appliqué ces deux vers, imités d'un de nos grands poètes [1] :

> Il vécut assez pour sa gloire,
> Mais trop peu pour l'humanité.

1. J.-B. Rousseau :

> Les Dieux t'ont laissé vivre assez pour ta mémoire,
> Trop peu pour l'univers.
>
>   (*Ode sur la mort du Prince de Conti*).

CHAPITRE X

GALL.

J'ai dit assez de mal de Gall [1] pour en dire un peu de bien, et même beaucoup de bien, quand l'occasion s'en présente.

Je distingue essentiellement, dans Gall, l'auteur du système absurde de la *phrénologie* de l'observateur profond qui nous a ouvert, avec génie, l'étude de l'anatomie et de la physiologie du cerveau.

Pour se faire une idée du point d'ignorance où l'on était, avant Gall, sur l'anatomie, et, plus particulièrement encore, sur la physiologie du cerveau, il n'y a qu'à lire Bichat.

I. — De Bichat et de sa manière de considérer le moral de l'homme.

Nous avons vu le système de Bichat sur la vie [2]. Bichat partage la vie en deux vies : la *vie animale* et la *vie organique;* et puis il cherche les caractères tranchés qui distinguent l'une de ces vies de l'autre.

1. Voyez mon livre intitulé *Examen de la Phrénologie.*
2. Pages 142 et suiv.

Ajoutez que, dans ce travail de démêlement et d'analyse, il procède toujours par contrastes : tout est symétrique dans la *vie animale*, et tout irrégulier dans la *vie organique*; tout est intermittent dans la *vie animale*, et tout continu dans la *vie organique*; tout se plie à l'habitude dans la *vie animale*, et tout y est rebelle dans la *vie organique*, etc., etc.

Enfin, arrivé au *moral* de l'homme, Bichat le coupe aussi en deux, et, des deux moitiés, il loge l'une dans la *vie animale*, et l'autre dans la *vie organique* : le cerveau est le siége de l'intelligence, et le cœur, l'estomac, le foie, etc., sont le siége des passions.

« Tout ce qui est relatif à l'entendement appar- « tient à la vie animale [1], » dit Bichat, et jusque-là point de doute; mais il ajoute : « Tout ce qui est « relatif aux passions appartient à la vie orga- « nique [2]; » et ceci est absolument faux.

Sous l'empire séduisant de sa théorie, il va jus- qu'à invoquer le langage vulgaire; et parce que l'on dit ordinairement : un *bon cœur*, un *cœur sensible*, la *fureur circule dans les veines* [3], etc., etc., il

1. *Recherches physiologiques sur la Vie et la Mort*, p. 58.
2. *Ibid.*, p. 61.
3. « On a toujours dit : *un bon cœur, un cœur sensible*, pour « indiquer la perfection du sentiment. Ces expressions : *la fureur*

croit trouver là une justification de ses idées :
c'est comme s'il soutenait que la digestion se fait
dans le cœur, parce que les gens du monde disent
qu'ils ont *mal au cœur* pour dire qu'ils ont une
digestion difficile.

Il ne s'aperçoit pas que ce ne sont là que des expressions figurées, ou, si l'on veut, convenues, et
qui n'ont rien de scientifique.

Il ne s'aperçoit pas, surtout, qu'il faut essentiellement distinguer, en rigoureuse et stricte physiologie, les parties ou *siégent* les passions des parties
qu'elles *affectent*.

« Bien que les esprits qui ébranlent les muscles
« viennent du cerveau, disait déjà Descartes, il faut
« pourtant assigner pour place aux passions la
« partie qui en est le plus altérée, laquelle partie
« est sans contredit le cœur; c'est pourquoi je
« dirais : le principal siége des passions, en tant
« qu'elles regardent le corps, est dans le cœur, parce
« que c'est le cœur qui en est le plus altéré; mais
« leur place est dans le cerveau, en tant qu'elles

« *circulant dans les veines, remuant la bile, la joie faisant tres-*
« *saillir les entrailles, la jalousie distillant ses poisons dans le*
« *cœur*, etc., ne sont pas des métaphores employées par les
« poëtes, mais l'énoncé de ce qui est réellement dans la nature.»
Ibid., p. 68.

« affectent l'âme, parce que l'âme ne peut souffrir
« immédiatement que par lui [1]. »

« Le cerveau n'est jamais affecté dans les pas-
« sions, continue Bichat ; les organes de la vie
« interne en sont le siége unique [2]. »—« Aussi tout
« ce qui nous sert à les peindre se rapporte-t-il à la
« vie organique, et non à la vie animale. Le geste,
« expression muette du sentiment et de l'entende-
« ment, en est une preuve remarquable : si nous
« indiquons quelques phénomènes intellectuels
« relatifs à la mémoire, à l'imagination, à la per-
« ception, au jugement, etc., la main se porte
« involontairement sur la tête ; voulons-nous ex-
« primer l'amour, la joie, la tristesse, la haine :
« c'est sur la région du cœur, de l'estomac, des
« intestins, qu'elle se dirige. L'acteur qui ferait une
« équivoque à cet égard, qui, en parlant de cha-
« grins, rapporterait les gestes à la tête, ou les con-
« centrerait sur le cœur pour énoncer un effort de
« génie, se couvrirait d'un ridicule que nous sen-
« tirions mieux encore que nous ne le compren-
« drions [3]. »

Je renvoie, sur ce qui fait le fond de ces asser-

1. Voyez, ci-devant, p. 151.
2. *Recherches physiologiques sur la vie et la mort* ; p. 62.
3. *Ibid.*, p. 67.

tions, au passage de Descartes que je viens de citer;
encore ne sais-je pas bien si, dans l'expression de
certains chagrins, ce serait une méprise que de .
porter sa main sur son front; et même ne suis-je
pas bien sûr que dans un effort, un effort heureux
de génie, on ne ressente pas quelque émotion,
quelque trouble, du côté du cœur. « L'invention
« dépend de la patience, disait Buffon : il faut voir,
« regarder longtemps son sujet ; alors il se déroule
« et se développe peu à peu ; vous sentez comme
« un petit coup d'électricité qui vous frappe la tête
« et en même temps, vous saisit le cœur; *voilà le*
« *moment du génie !* »

Mais il est temps d'examiner un peu plus à fond
toute cette question si délicate, et jusqu'ici restée
si obscure, du *siège* et de l'*action* des passions.

Le cerveau [1], ou, plus exactement, l'âme, l'esprit
de l'homme, qui réside uniquement et exclusivement dans le cerveau, a trois grands pouvoirs : la
raison, la *volonté* et l'*imagination*.

Je ne parlerai point ici de la *raison*, principe
supérieur et duquel les deux autres émanent, mais
dont je n'ai pas besoin dans la discussion pré-

---

1. Le *cerveau proprement dit* (*lobes* ou *hémisphères cérébraux*), seule partie de l'encéphale qui soit le siége de l'intelligence. Voyez la première partie de ce livre.

sente; je me borne à la *volonté* et à l'*imagination.*

Eh bien! chacun de ces deux principes, chacun de ces deux pouvoirs a son domaine distinct, son domaine propre, et sur lequel il exerce plus spécialement son empire : la *volonté* sur la vie animale, et l'*imagination* sur la vie organique.

Mon cerveau veut, ou, plus exactement, je veux par mon cerveau, et mon bras se meut, mes jambes s'agitent, mon corps tout entier change de place : en conclurai-je que le siége de la *volonté* est dans mon bras, dans mes jambes ou dans mon corps?

Pareillement, mon cerveau, ou, plus exactement, mon *imagination,* qui réside dans mon cerveau, est troublée par un événement pénible, par une nouvelle fâcheuse, et tout aussitôt mon cœur bat, ma digestion s'arrête: en dois-je conclure que le siége de l'*imagination* est dans le cœur ou dans l'estomac?

Assurément non; et ce serait trop raisonner comme Van Helmont, qui plaçait l'âme dans l'estomac, parce que, disait-il, «dès qu'on reçoit une « mauvaise nouvelle on perd l'appétit [1]. »

---

1. « Il est constant que l'âme réside là où ses premières con-« ceptions se forment et où on sent ses premiers mouvements : « or est-il que c'est vers l'orifice supérieur de l'estomac qu'on « sent les premières agitations et impétuosités de l'âme;... car,

Mais ce n'est pas tout : de même qu'il y a dans mon cerveau deux pouvoirs, deux forces, deux principes innés, l'*imagination* et la *volonté*; de même que chacun de ces deux principes a son domaine limité et circonscrit, la *volonté* dans la vie animale, et l'*imagination* dans la vie organique; de même aussi il y a deux systèmes nerveux spéciaux, distincts, et chacun de ces deux systèmes est soumis exclusivement à chacun de ces deux pouvoirs, le système nerveux *cérébro-spinal* à la *volonté*, et le système nerveux *grand sympathique* à l'*imagination.*

On est étonné, que dis-je, étonné? on est confondu de voir un homme d'un esprit aussi judicieux que Bichat placer la *peur* dans l'estomac, la *colère* dans le *foie*, la *bonté* dans le cœur[1], dans le cœur qui n'est qu'un muscle! là *joie* dans les *entrailles*[2], etc., etc.

Cependant il ne faudrait pas toujours s'en rap-

« si on reçoit quelque affligeante nouvelle, on se sent à l'instant
« oppressé et comme frappé d'un coup de massue en cet endroit,
« en sorte que, quand on serait prêt à se mettre à table avec un
« grand appétit, on perd d'abord l'envie de boire et de manger,
« ce qui montre évidemment que la nouvelle tombe directement
« au lieu où loge l'appétit, qui est l'estomac.... » (*OEuvres de Van Helmont*, traduites par J. Le Conte, p. 223.)
1. Voyez, ci-devant, p. 153.
2. Voyez, ci-devant, la note 3 de la p. 252.

porter à Gall pour juger de ce que Bichat a pu dire de peu exact sur le cerveau. Gall ne se pique pas d'adoucir les méprises de ses devanciers.

Par exemple, il attribue à Bichat d'avoir dit que « le cerveau n'est qu'une simple enveloppe destinée « garantir les parties qui se trouvent placées au- « dessous de lui [1] ; » Bichat n'est pas allé jusque-là ; il n'a pas dit que le cerveau *tout entier*, comme le laisse entendre Gall, n'est qu'une *simple enveloppe;* il a dit que « la masse de substance cérébrale, qui « est au-dessus du corps calleux,... semble ne ser- « vir que d'enveloppe et d'écorce aux parties plus « essentielles que contiennent les ventricules [2];... et la chose est fort différente. Il est très-différent de dire que le cerveau *tout entier* n'est qu'une *enveloppe,* ou de dire, avec plus ou moins de raison, que certaines parties du cerveau, les parties exté- rieures, semblent servir d'*enveloppe* et d'*écorce* à d'autres, aux parties intérieures.

Au reste, Bichat répète partout que « le cerveau « est l'organe central de la vie animale [3]; »... «qu'il « est le centre de tout ce qui a rapport à l'intelli-

<hr>

1. Voyez Gall : *Anatomie et physiologie du Système nerveux en général et du Cerveau en particulier,* t. II, p. 218.

2. *Anatomie descriptive,* t. III, p. 98 (1re édition).

3. *Recherches physiologiques sur la Vie et la Mort,* p. 60.

« gence et à l'entendement [1] : » que la mémoire, la perception, la volonté « ont leur siége immédiat « dans le cerveau [2]. » Il dit formellement : « Ce sont « les sens qui reçoivent l'impression, et le cerveau « qui la perçoit;... au contraire, il n'est jamais « affecté dans les passions [3]; » et il n'y a que la seconde partie de cette assertion qui ne soit pas juste.

En fait d'assertions erronées sur le cerveau, Gall pouvait trouver beaucoup mieux que ce que lui offrait Bichat : il n'avait qu'à s'adresser à Buffon.

Selon Buffon, le cerveau n'a d'autre objet que de « fournir la nourriture aux nerfs [4]; » et, ce qui est curieux, c'est qu'il ajoute que cette opinion « n'a « rien d'hypothétique [5]. »

« Par cette exposition, dit-il, où il n'entre rien « d'hypothétique, il paraît que le cerveau, qui est « nourri par les artères lymphatiques, fournit à son « tour la nourriture aux nerfs, et que l'on doit les « considérer comme une espèce de végétation qui « part du cerveau par troncs et par branches, les-

1. *Recherches physiologiques sur la Vie et la Mort*, p. 60.
2. *Ibid.*, p. 59.
3. *Ibid.*, p. 62.
4. *Œuvres complètes de Buffon*, t. II, p. 560. J'ai déjà averti que c'est toujours mon édition de Buffon que je cite.
5. *Ibid.*, p. 560.

« quelles se divisent ensuite en une infinité de
« rameaux. Le cerveau est aux nerfs ce que la terre
« est aux plantes; les dernières extrémités des
« nerfs sont les racines, qui, dans tout végétal, sont
« plus tendres et plus molles que le tronc et les
« branches; elles contiennent une matière duc'ile,
« propre à faire croître et à nourrir l'arbre des
« nerfs; elles tirent cette matière ductile de la sub-
« stance même du cerveau, auquel les artères rap-
« portent continuellement la lymphe nécessaire
« pour y suppléer. Le cerveau » (et voici la conclusion de Buffon), « le cerveau, au lieu d'être le siége
« des sensations, le principe du sentiment, ne sera
« donc qu'un organe de sécrétion et de nutrition,
« mais un organe très-essentiel, sans lequel les
« nerfs ne pourraient ni croître ni s'entretenir [1]. »

Et Buffon ne s'arrête pas là; il va jusqu'à regarder
le cerveau comme un corps étranger au système
nerveux [2]. « Le cerveau ne doit pas être considéré,
« dit-il, comme une partie du même genre [3] »
(du même genre que les nerfs). — « J'avoue, continue-t-il, que, lorsqu'on le comprime, on fait
« cesser l'action du sentiment; mais cela même

1. *Œuvres complètes de Buffon*, t. II, p. 560.
2. *Ibid.*, t. II, p. 561.
3. *Ibid.*, p. 561.

« prouve que c'est un corps étranger au système
« nerveux, etc. [1] »

La preuve serait au moins singulière; car, en
effet, elle prouve tout le contraire; elle prouve,
précisément et directement, que le cerveau est le
siége du *sentiment*. Le cerveau est le siége du *sentiment* [2], puisqu'il suffit de comprimer le cerveau
pour *faire cesser l'action du sentiment*.

Mais passons : ce n'est point là ce qui maintenant
m'occupe; je voulais donner quelques exemples de
l'extrême ignorance où l'on était avant Gall touchant les fonctions du plus important de nos organes: et l'exemple que je viens de citer, celui du
cerveau *étranger au système nerveux*, me dispense
d'en chercher d'autres.

II. — De Gall et de la manière dont il a été conduit à placer, tout ensemble,
le siége des facultés intellectuelles et celui des qualités morales dans le
cerveau.

Bichat avait coupé le *moral* de l'homme en deux
parties, comme nous venons de le voir : la partie
intellectuelle, qu'il place dans le cerveau, et la partie

1. *Œuvres complètes de Buffon*, t. II, p. 561.
2. Ou plutôt, et à rigoureusement parler, de l'*intelligence*, de
la *connaissance*. Voyez la première partie de ce livre.

morale, le *moral proprement dit*, qu'il place dans le cœur, dans l'estomac, dans le foie, etc.

Le premier service que Gall ait rendu à la physiologie a été de ramener le *moral* à l'*intellectuel*, de faire voir que les facultés *morales* et les facultés *intellectuelles* sont des facultés de même ordre, et de les placer toutes, autant les unes que les autres, uniquement et exclusivement dans le cerveau.

Il y a là-dessus, dans Gall, trois articles ou chapitres, et tous trois excellents. Le premier a pour titre : *Le cerveau peut-il être considéré, exclusivement, comme l'organe des facultés intellectuelles et des qualités morales* [1] ? Et l'auteur, comme on pense bien, conclut pour l'affirmative.

Car, en effet, si l'on excepte le cerveau, à quel organe s'adressera-t-on ? Sera-ce aux os, aux ligaments, aux membranes, aux muscles, etc. ? Sera-ce au cœur ? mais le cœur n'est qu'un muscle, absolument et purement un muscle ; au diaphragme ? mais le diaphragme n'est encore qu'un muscle, un muscle tendineux, et pas autre chose ; au foie, aux reins ? mais le foie sécrète la bile, mais les reins sécrètent l'urine ; et d'ailleurs la destruction, l'ablation de ces deux viscères n'abolit, n'altère en rien,

1. *Anatomie et physiologie du Cerveau*, etc., t. II, p. 236.

ni les facultés intellectuelles, ni les qualités morales.

Le second article a pour titre : *Excepté le cerveau, aucun des systèmes nerveux ne peut être considéré comme le siège des facultés intellectuelles et des qualités morales* [1].

Ici Gall passe successivement en revue toutes les parties du système nerveux, autres que le cerveau : tous les plexus, tous les ganglions du grand sympathique, tous les nerfs de la moelle épinière, la moelle épinière elle-même, tous les organes des sens et leurs nerfs, tous les organes externes et d'un usage particulier, tels que les pieds, la main, la queue. « L'on essaie, dit-il plaisamment, de dé- « duire l'instinct ou les aptitudes industrielles de « la queue du castor, de la trompe de l'éléphant, « de l'œil, de l'oreille, de la main [2]; » et il conclut qu'il ne faut chercher la source des inclinations, des penchants, des instincts, des affections, des passions, en un mot de tout ce qui est *faculté intellectuelle*, de tout ce qui est *qualité morale*, que dans le cerveau [3].

Dans le troisième article enfin, Gall réunit toutes les preuves directes et positives de sa grande pro-

1. *Anatomie et physiologie du Cerveau*, t. II, p. 239.
2. *Ibid.*, p. 218.
3. *Ibid.*, p. 251.

position, savoir : que *le cerveau est exclusivement l'organe de toutes les facultés intellectuelles et de toutes les qualités morales* [1].

Tout le monde sent, en effet, et d'un sentiment absolu, intime, que le travail de l'esprit a lieu dans la tête ; que les idées d'où naissent les affections et les passions ont leur siége dans le cerveau ; qu'une trop grande ou trop longue contention d'esprit fatigue, surexcite, épuise cet organe, etc., etc.

Chacun sait, et par une expérience de chaque jour, qu'une lésion quelconque de ce même organe (une commotion, une inflammation, une blessure), pour peu qu'elle soit grave, rend tout travail intellectuel, toute application de la pensée impossible, etc.

Enfin Gall aurait pu voir, s'il avait voulu voir mes expériences [2], quelque chose de plus décisif encore et de plus précis ; il aurait vu qu'il suffit d'enlever une partie déterminée du cerveau, les *lobes* ou *hémisphères cérébraux,* pour abolir, sur-le-champ, toute intelligence [3].

---

1. C'est le titre même de son article. *Ibid.,* p. 251.

2. Et il l'a pu ; mais il l'a toujours refusé, parce que, décidé à écrire contre elles, quelles qu'elles fussent, il lui était infiniment plus commode de ne les avoir pas vues.

3. Voyez, ci-devant, la première partie de ce livre.

Un autre très-bel article de Gall, et qui vient toujours à l'appui de sa grande thèse, est celui où il apprend, où il prouve à ses contemporains que *la folie a son siège immédiat dans le cerveau*[1].

Croirait-on que Pinel et Esquirol, ces deux hommes qui ont si profondément étudié la *folie*, ces deux hommes qui ont fait tant de bien à tant d'autres hommes, n'ont jamais osé chercher dans le cerveau la cause immédiate de la manie, de la démence, de l'imbécillité?

« Il semble en général, dit Pinel, que le siége
« primitif de la manie est dans la région de l'esto-
« mac, et que c'est de ce centre que se propage,
« comme par une espèce d'irradiation, le trouble
« de l'entendement[2]. »

« Tantôt, dit Esquirol, les extrémités du système
« nerveux et les foyers de sensibilité placés dans
« diverses régions, tantôt l'appareil digestif, tantôt
« le foie et ses dépendances,... sont d'abord le siége
« du mal[3]. »

Si j'en étais à classer les services que nous a rendus Gall, je dirais que le premier a été de ra-

1. *Anatomie et physiologie du Cerveau*, t. II, p. 267 et p. 279.
2. *Traité médico-philosophique de l'Aliénation mentale*, p. 141 (2ᵉ édition).
3. *Dictionnaire des Sciences médicales*, article *Folie*.

mener les *qualités morales* au cerveau, où l'on savait déjà que résident les *facultés intellectuelles*; et le second, de ramener la *folie* à ce même organe, où l'on savait aussi qu'est le siége de la *raison*.

Un troisième service enfin, et, sous le rapport philosophique, non moins important que les deux premiers, a été de réduire à ses vraies limites le rôle des sens externes.

On avait beaucoup exagéré ce rôle. « Le principal « objet de cet ouvrage, dit Condillac (il parle de « son *Traité des sensations*), est de faire voir com-« ment toutes nos connaissances et toutes nos « facultés viennent des sens [1]. »

C'est là ce qu'on ne saurait admettre. Nos *facultés* ne viennent point des *sens*, et nos *connaissances* même n'en viennent pas. Nos sens ne sont que des *instruments*.

« L'esprit, dit Buffon avec éloquence, l'esprit, « quoique resserré par les sens, quoique souvent « abusé par leurs faux rapports, n'en est ni moins « pur, ni moins actif; l'homme, qui a voulu savoir, « a commencé par les rectifier, par démontrer leurs « erreurs; il les a traités comme des organes mé-« caniques, des instruments qu'il faut mettre en

1. *Traité des Sensations*, préambule de l'*Essai raisonné*.

« expérience pour les vérifier et juger de leurs
« effets ; marchant ensuite, la balance à la main et
« le compas de l'autre, il a mesuré le temps et l'es-
« pace ; il a reconnu tous les dehors de la nature,
« et, ne pouvant en pénétrer l'intérieur par les
« sens, il l'a deviné par comparaison et jugé par
« analogie [1]... »

Descartes avait dit, avant Buffon : « Je ne puis
« demeurer d'accord de ce qu'on avance, à savoir :
« que cette erreur » (il s'agit de l'erreur causée par
un bâton qui paraît rompu dans l'eau) « n'est point
« corrigée par l'entendement, mais par l'attouche-
« ment ; car, ajoute-t-il, bien que ce sens nous fasse
« juger qu'un bâton est droit..., néanmoins cela
« ne suffit pas pour corriger l'erreur de la vue ;
« mais, outre cela, il est besoin que nous ayons
« quelque raison qui nous enseigne que nous de-
« vons, en cette rencontre, nous fier plutôt au ju-
« gement que nous faisons en suite de l'attouche-
« ment qu'à celui où semble nous porter le sens de
« la vue, laquelle raison ne peut être attribuée au
« sens, mais au seul entendement ; et, partant, dans
« cet exemple même, c'est l'entendement seul qui
« corrige l'erreur du sens [2]. »

1. *Œuvres complètes de Buffon*, t. IV, p. 14.
2. *Œuvres de Descartes*, t. II, p. 358.

Et La Fontaine avait mis en beaux vers ce raisonnement solide :

Quand l'eau courbe un bâton, ma raison le redresse :
Ma raison décide en maîtresse.
Mos yeux, moyennant ce secours,
Ne me trompent jamais en me mentant toujours.

N'importe! une philosophie nouvelle avait pris d'autres maximes.

Locke avait commencé. Il avait trop accordé aux *sens*. Je viens de citer Condillac. A en croire Helvétius, l'homme n'aurait dû qu'à ses mains sa supériorité sur la brute. A en croire Lecat, c'étaient les sens qui créaient, qui *enfantaient* les arts. « Quels « arts, dit-il, n'a pas produits le toucher? Ces habits, « ces palais, ces voitures commodes sont les en- « fants de sa délicatesse [1]. » Enfin, Buffon lui-même, oubliant ses bonnes idées de tout à l'heure, avait eu l'air de penser, ou du moins de parler un moment comme Helvétius. « On ferait bien, avait-il « dit, de laisser à l'enfant le libre usage de ses mains « dès le moment de sa naissance; il acquerrait « plus tôt les premières notions de la forme des « choses; et qui sait jusqu'à quel point ces premières « idées influent sur les autres? Un homme n'a peut-

1. *Traité des sensations*, p. 39.

« être beaucoup plus d'esprit qu'un autre que pour
« avoir fait, dans sa première enfance, un plus
« grand et plus prompt usage de ce sens[1]. »

Gall a mis fin à toutes ces méprises de jugement,
à tous ces abus de langage; il a rendu au cerveau
ses droits; il a réduit les sens à leurs limites. On
remarquera que tous les auteurs que je viens de
citer, et il en est de même de tous ceux que je ne
cite point, passent immédiatement de l'action des
sens à celle de l'esprit; tous franchissent le cerveau.

Par exemple, Condillac, que je citais tout à
l'heure, après avoir dit : « Le principal objet de
« cet ouvrage est de faire voir comment toutes nos
« connaissances et toutes nos facultés viennent des
« sens, » ajoute aussitôt, et avec bien de la raison :
« ou, plus exactement, des sensations, car, dans
« le vrai, les sens ne sont que cause occasionnelle.
« Ils ne sentent pas; c'est l'âme seule qui sent à
« l'occasion des organes[2]. »

Les sens et l'esprit ont donc chacun leur rôle à
part, leur action propre, et Condillac s'exprime
très-bien; mais de l'action du cerveau, pas un
mot.

1. *Œuvres complètes de Buffon*, t. II, p. 132.
2. *Traité des Sensations*, préambule de l'*Essai raisonné*.

Condillac et tous les autres oublient ces paroles échappées au bon sens de Descartes.

« Ce n'est pas proprement, dit Descartes, en tant « que l'âme est dans les membres qui servent d'or- « ganes aux sens extérieurs que l'âme sent, mais « en tant qu'elle est dans le cerveau, où elle exerce « cette faculté qu'on appelle le sens commun [1]. » — « L'âme, dit-il encore, ne peut souffrir immédiate- « ment que par le cerveau [2]. » — « Je remarque, « dit-il enfin, que l'esprit ne reçoit pas l'impression « de toutes les parties du corps, mais seulement du « cerveau [3]. »

Voilà, sur tout ce grand sujet, la véritable et fondamentale doctrine. Descartes l'avait indiquée, et Gall l'a définitivement établie dans la science. Le sens ne reçoit que l'*impression*, et c'est dans le cerveau seul que se fait la *perception;* c'est dans le cerveau seul que siége la faculté supérieure, la *faculté intellectuelle;* c'est dans le cerveau seul que l'esprit, que l'âme réside.

Prenant chaque sens en particulier, Gall les exclut tous, l'un après l'autre, de toute participation immédiate aux fonctions de l'intelligence. Loin de se

1. *OEuvres de Descartes*, t. V, p. 34.
2. *Ibid.*, t. VIII, p. 515
3. *Ibid.*, t. I, p. 344.

développer en raison directe de l'intelligence, la plupart se développent en raison inverse. Le goût, l'odorat, sont plus développés dans le quadrupède que dans l'homme; la vue, l'ouïe, le sont plus dans l'oiseau que dans le quadrupède. Le cerveau seul se développe partout en raison de l'intelligence. La perte d'un sens n'entraîne point la perte de l'intelligence. Elle survit au sens de la vue, à celle de l'ouïe; elle survivrait à tous. Il suffit d'interrompre la communication d'un sens quelconque avec le cerveau, pour que ce sens soit perdu. La seule compression du cerveau, qui abolit l'intelligence, les abolit tous. Loin donc d'être les organes de l'intelligence, les organes des sens ne sont même organes des sens, ils n'exercent ces fonctions même d'organes des sens que par l'intelligence, et cette intelligence ne réside que dans le cerveau [1].

Le cerveau seul est donc l'organe de l'âme, et de l'âme dans toute la plénitude de ses fonctions : il est le siége de toutes les qualités morales comme de toutes les facultés intellectuelles, de la folie comme de la raison; il est le siége de toutes les perceptions, car aucune *perception* ne se fait dans les sens, de tous les penchants, de tous les instincts,

---

1. Voyez mon livre intitulé *Examen de la Phrénologie*, p. 15 et suiv. (3ᵉ édition).

de toutes les aptitudes industrielles, car, comme
le dit très-bien Gall, ce n'est pas de la queue du
castor que vient l'instinct de bâtir, ni des pieds ou
du bec de l'oiseau que vient l'instinct de construire
un nid, etc.

En résumé, Gall a ramené le *moral* à l'*intellectuel*; il a ramené les *qualités morales* au même
siége, au même organe que les *facultés intellectuelles*;
il a ramené la *folie* au même siége que la *raison*,
dont elle n'est que le trouble; il a retranché aux
sens tout ce qu'on leur accordait de trop; il a rendu
au *cerveau* tout ce qu'on lui ôtait à tort; en un mot,
il a restitué au cerveau tout son domaine.

Et c'est là ce que j'appelle le vrai, le grand titre
de Gall dans nos sciences. Malheureusement, après
avoir tout ramené au cerveau par une généralisation, admirable s'il l'eût entendue, il découpe et
décompose tout, de nouveau, par le plus bizarre de
tous les systèmes. Il ne veut pas d'une intelligence
positive et une, et il fait autant d'intelligences particulières, individuelles, indépendantes, existantes
par elles-mêmes, qu'il y a de facultés, de *modes*, de
moyens d'action, dans l'intelligence; et encore n'est-
ce pas tout : après avoir ainsi découpé l'intelligence
en *petites intelligences*, il découpe de même le cerveau en *petits cerveaux*; il fait autant de *petits cer-*

veaux qu'il suppose de facultés distinctes ; *petits cerveaux*, à la vérité, que personne n'a jamais vus, et dont lui-même, lui qui avait tant étudié le cerveau réel et l'a si bien connu, lui qui avait tant d'intérêt à les trouver, s'ils eussent existé, lui qui les a cherchés pendant trente ans, n'a jamais pu découvrir un seul.

Mais j'ai assez dit ailleurs [1] ce que je pense de la *phrénologie* pour n'y pas revenir ici.

1. Voyez mon livre intitulé *Examen de la phrénologie*.

CHAPITRE XI

DE LA VIE CONSIDÉRÉE EN GÉNÉRAL.

I. — Des propriétés vitales, telles que les entendait Bichat.

M. Cuvier loue Bichat « de s'être borné à con-
« stater les propriétés de chacune des parties du
« corps, à déterminer ces propriétés par leurs
« effets, à étudier chacune d'elles dans l'élément
« auquel elle appartient; » et surtout il le loue :
« de ne les avoir pas ramenées à un principe
« abstrait, tel que le *principe vital* de Barthez, par
« exemple [1]. »

Assurément Barthez n'est point excusable; et,
sur son *principe vital*, j'ai dit ce que je pensais [2].
Mais aussi peut-on se borner, comme le veut Bichat, et comme Cuvier l'en loue, à ne considérer
les *propriétés*, les *forces vitales*, que comme des
ressorts isolés, épars, qui ne tiennent point ensemble, qui n'ont point de lien commun ?

« Lorsque je dis que la *sensibilité* réside dans le
« nerf, l'*irritabilité* dans le muscle, la *coordination*

---

1. *Leçons sur l'histoire des sciences naturelles*, article Bichat
2. Voyez, ci-devant, p. 216 et suiv.

des mouvements de locomotion dans le cervelet, etc., j'énonce autant de faits certains et prouvés par l'expérience ; mais la *sensibilité* n'est dans le nerf qu'autant que le nerf vit, l'*irritabilité* n'est dans le muscle qu'autant que le muscle vit, et ainsi du reste.

La *sensibilité*, l'*irritabilité* ne sont donc que parce que la vie est. Chacune implique quelque chose de plus qu'elle-même ; chacune implique la vie.

La vie fait le fond : les propriétés ne sont que des *modes ;* et bien que toutes localisables, bien que toutes séparables les unes des autres, elles ne sont pourtant que la vie même, mais la vie qui se produit et se manifeste sous diverses *formes*, et, si je puis ainsi dire, sous des *nuances*, sous des *expressions* diverses.

II. — Des nœuds vitaux.

J'ai fait, sur ce que j'appelle les *nœuds vitaux*, un grand nombre d'expériences ; j'en ai fait sur des animaux de toutes les classes ; et, relativement au besoin d'un *lien commun*, d'un *nœud central*, pour le maintien de la vie, j'ai trouvé une gradation singulièrement remarquable.

Par exemple, si l'on prend un *polype* [1] et qu'on

1. Le polype de *Trembley* ou *polype à bras.*

le coupe par morceaux, par morceaux aussi petits qu'on voudra, chaque morceau vivra et reproduira un polype; mais si l'on prend un animal un peu plus compliqué, si l'on prend une *naïde* ou *ver d'eau douce*[1], il n'en sera plus de même. Chaque morceau coupé ne vit et ne se reproduit qu'autant qu'il renferme un ganglion nerveux, un lien d'unité, un *nœud vital*. Enfin, si l'on s'élève plus haut, si l'on monte, si l'on prend un animal vertébré, un mammifère, un oiseau, le besoin d'*unité*, de *lien commun*, se fait bien plus sentir encore; il n'y a plus là, comme dans la *naïde* ou *ver d'eau douce*, comme dans le *ver de terre*, etc., une suite de *nœuds vitaux*; il n'y en a plus qu'un, et tellement un, tellement circonscrit, tellement réduit qu'il a quelques lignes à peine d'étendue: c'est pourtant à ce point si réduit qu'il faut que toutes les autres parties tiennent pour vivre; toute partie qu'on en détache, cesse de vivre[2].

La vie n'est donc pas seulement une collection de propriétés; ce n'est pas la définir suffisamment que de la définir avec Bichat: « L'ensemble des « fonctions qui résistent à la mort[3]; il y a quel-

1. Voyez les expériences de Bonnet.
2. Voyez, ci-devant, la première partie de ce livre.
3. *Recherches physiologiques sur la vie et sur la mort*, p. 1.

que chose de plus qu'une collection, qu'un *ensemble*, et même sans sortir, en aucune façon, des conditions précises, démontrées par l'expérience, il est visible qu'il faut ici un lien positif, un point central, un *nœud de vie*.

Le besoin de ces points, de ces nœuds centraux, semble manquer, il est vrai, dans les animaux dont la substance est tout homogène, comme le polype : c'est que, dans la substance tout homogène du polype, toutes les propriétés sont unies et confondues; mais dès que ces propriétés se divisent et se localisent, dès qu'elles se démêlent et se séparent, le besoin de lien commun, de nœud central paraît aussitôt, et d'autant plus que les propriétés sont plus divisées et plus distinctes : dans les animaux inférieurs, il y a plusieurs *nœuds de vie;* dans les animaux supérieurs, il n'y en a qu'un.

III. — De la définition de la vie donnée par Bichat.

« On cherche dans des combinaisons abstraites, « dit Bichat, la définition de la vie; on la trou- « vera, je crois, dans cet aperçu : *la vie est l'en- « semble des fonctions qui résistent à la mort*[1]. »

On a beaucoup loué cette définition : l'a-t-on

1. *Recherches physiologiques sur la vie et la mort*, p. 1.

bien comprise? ne voit-on pas bien que ce n'est là qu'une définition négative? *La vie*, dit Bichat, *est l'ensemble des fonctions qui résistent à la mort*, c'est-à-dire, en termes plus simples, que *la vie est ce qui résiste à la mort*.

La vie est l'opposé de la mort, avait dit un ancien physiologiste[1]; et, sans doute, ne s'était pas cru pour cela fort habile.

Cependant Bichat lui-même tenait beaucoup à sa définition. J'en vois trois ou quatre rédactions différentes dans son manuscrit : *la vie est l'ensemble des moyens qui résistent à la mort*, dit-il d'abord; *il se trouve, dans l'animal, un principe de résistance*, dit-il ensuite; *ce principe est celui de la vie*, etc., etc.

Je l'ai déjà dit : la vie n'est pas seulement un principe de *résistance*, c'est un principe d'*action*; elle n'est même principe de *résistance* que parce qu'elle est principe d'*action*.

« C'est se faire une idée fausse de la vie, dit très-
« bien Cuvier, que de la considérer comme un
« simple lien qui retiendrait ensemble les éléments
« du corps vivant, tandis qu'elle est, au contraire,
« un ressort qui les meut et les transporte sans
« cesse. »

______

[1] Voyez l'*Encyclopédie*, au mot *Vie*.

La vie est un principe d'activité : principe *complexe* par l'ensemble des forces qui le composent, *simple* par son essence et par l'unité même du *nœud vital*, où ce principe réside.

Chaque force peut être abolie séparément, car chacune, prise en soi, est indépendante des autres.

Ce sont mes expériences qui, pour la première fois, ont montré l'indépendance réciproque des forces.

Ce sont encore mes expériences qui, pour la première fois, ont circonscrit le nœud vital dans ses limites précises.

FIN.

TABLE

PREMIÈRE PARTIE

Section Ire. — DE LA VIE.

Section II. — DE L'INTELLIGENCE.

NOTES.

SECONDE PARTIE.

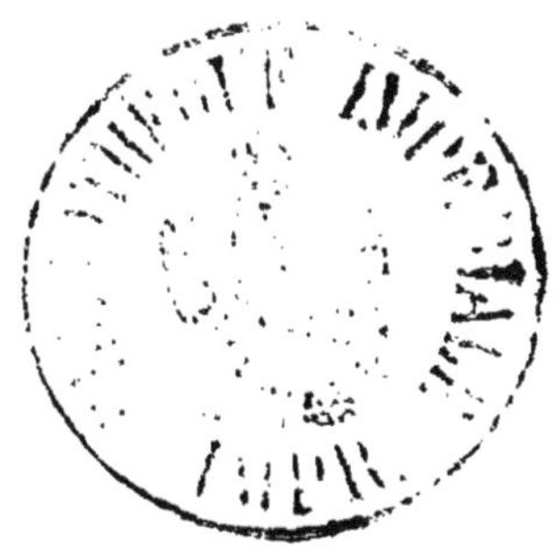